もう迷わない！
外来インスリン療法
マスターブック

改訂第2版

GLP-1受容体作動薬, 配合剤
も含めたマネージメント

著 弘世貴久

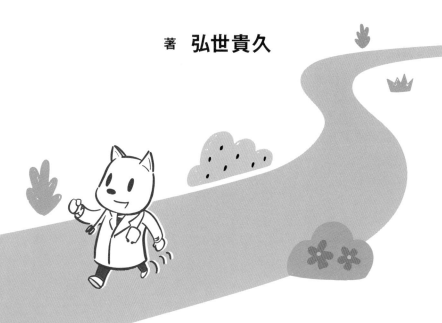

南江堂

改訂に添えて

　『もう迷わない！　外来インスリン療法マスターブック』を執筆し，初版が発売されたのが2013年．おかげさまで，本書は第3刷まで刷を重ねて多くの医療関係者の方に愛用していただくことができました．しかし，発刊から10年も経ってしまいました．COVID-19の流行で大変な最中，2021年の年頭，南江堂さんから「この本をそろそろ改訂しませんか？」といううれしいお話をいただきました．しかし，よく考えてみると「改訂で済む話かな？」と思いました．この10年で糖尿病，とくに2型糖尿病の注射療法は大きく変わりました．一応改訂ということで本書の書名はそのまま「もう迷わない！　外来インスリン療法マスターブック」とさせていただきましたが，内容は3分の2以上が書き直しです．何よりも注射療法に変革を与えたのはGLP-1受容体作動薬の存在でしょう．初版はちょうど世の中に基礎インスリンを使用してインスリン療法を開始するBOTという治療法が広く認識され，糖尿病専門医でない医師もインスリン療法をやってみようという雰囲気が広がりつつあったときでした．一方，発売数年を経ていたGLP-1受容体作動薬はインスリン療法のアップグレードあるいはステップダウンに用いられるのがメインであり，専門医以外にはほぼ使用されない状況でした．そのGLP-1受容体作動薬がここにきて大きく評価が上がり，欧米では2018年以降注射療法の最初の一手，すなわちファーストインジェクションとして推奨されるにいたりました．それが影響して，これまで2型糖尿病においても最初の注射療法として認識されていたBOTの立ち位置はかなり変わってきています．

　ということで，改訂にあたってずいぶんと手を入れましたので，初版同様，そして初めて手にとる方もぜひこの"2代目"『もう迷わない！　外来インスリン療法マスターブック』を最後までお読みいただき日常診療の参考にしていただけますと幸いです．そうすれば，きっとあなたも新世代インスリンマスター間違いなしです！

　追伸）本書は大改訂ですので初版とはかなり内容が変わりました．つい

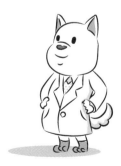

つい，初版を読んでいただいた方に向けた「Ⅰ. 大きく変わった 2 型糖尿病の注射療法」となってしまいましたので，初めての読者の方は「Ⅱ. 注射療法の外来導入を始めるためのキホンを学びましょう！」からお読みいただくのがよろしいかと思います．

2024 年 2 月

東邦大学医学部内科学講座 糖尿病・代謝・内分泌学分野 教授

弘世 貴久

目　次

コラム

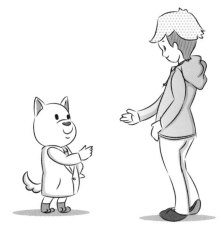

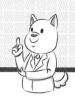

I 大きく変わった2型糖尿病の注射療法

A その歴史をいま一度振り返る

　2021年，インスリン製剤は1921年のインスリンの発見からついに100年を迎えました（**図1**）．インスリンの発見により「糖尿病（ここでは1型糖尿病）は死の病から合併症の病になった」とよく語られますが，当初はブタやウシの膵臓から抽出した製剤で，純度にも問題があったようです．インスリン製剤の進歩において大きな転換点で注目したいのは2ヵ所，最初は何といってもヒトインスリン製剤の発売，そしてもうひとつはアナログインスリンの発売でしょう．ヒトインスリンに私が注目したいのは「ブタやウシでなくヒトだ」ということではありません．このヒトインスリンの製造方法が重要なのです．ヒトインスリンはそれまでのブタやウシのインスリンのように死体膵を集めて抽出したものではもちろんありません．遺伝子組換えの技術を用いてヒトインスリンを大腸菌や酵母につくらせて精製したのです．このことにより，純度の高い安定した効果のインスリン製剤を大量につくることができるようになったのです．

　次の大きな転換点はアナログインスリンの登場です．ヒトインスリンが大量に安定して製造できるようになったことにより，今度はインスリン製剤をメリハリのある作用動態で効果を発揮させることが目標となりました．いうまでもなく，食事のたびに必要な追加インスリンと，食事とは関係なく糖放出の抑制に必要な基礎インスリンはそれぞれ求められる薬理動態がまったくもって逆です．追加インスリンは「より早くより短く」，基礎インスリンは「より長くより安定してピークのない」効果を現す必要があります．とくにアナログインスリン発売前は基礎インスリンとしてヒトインスリンを用いて開発されたNPHインスリンが使用されていました．作用時間はまるで1日に及ばず（添付文書には作用時間24時間となっていたのは摩訶不思議でした），注射数時間後にピークがあって安定した基礎インスリンの作用とは程遠いものでした．何より，少し増やすとすぐに

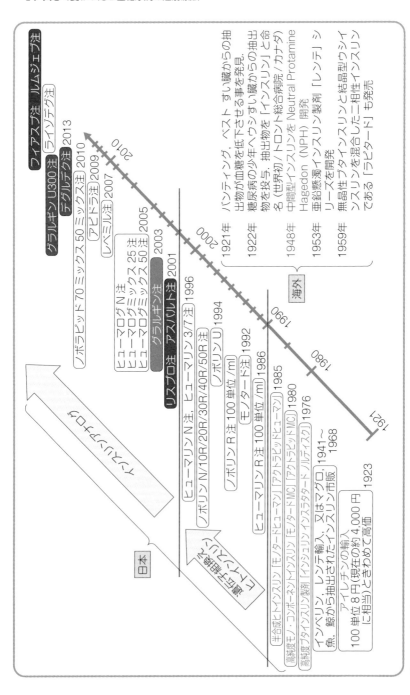

図1 日本におけるインスリン製剤発売100年の歴史における重要な転換点
（東邦大学医療センター大森病院 糖尿病・代謝・内分泌センター〈作成〉）

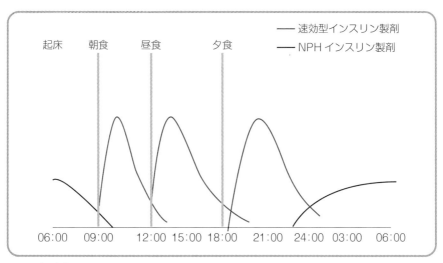

図2　超速効型インスリン発売前のBBT

夜間低血糖を起こす代物でした．

　最初に発売されたアナログインスリンはインスリンリスプロ（ヒューマ
ログ®）でした．これはそれまで使用されていた速効型インスリン（レギュ
ラーインスリン）に比べて立ち上がりが早く，効果の切れも早いため効果
的に食後高血糖を改善し，次の食前の低血糖を起こしにくい製剤であり，
多くの医師が発売とともに当初は飛びつきました（そのころはまだ，新薬
処方の2週間縛りはなかったと記憶しています）．しかし，多くの患者で
速効型インスリンからこの超速効型インスリンに同量で切り替えると血糖
値が上昇し，HbA1c が悪化する傾向が明瞭でした．そのため最初の波が
あったものの超速効型インスリンはそれほど処方数が伸びなかったと記憶
しています．その理由は簡単です．**図2**をご覧ください．

　レギュラーインスリンの3回打ちとNPHの眠前1回打ちでいわゆる
basal-bolus therapy（BBT）が成立していました．これを効果の立ち上
がりのわるいレギュラーインスリンから超速効型インスリンに切り替える
とどうなるでしょうか（**図3**）．

　確かに立ち上がりは早いのですが，効果が切れるのも早いため注射間隔
の長い夕食前などは明らかなインスリン切れが生じて，おやつも食べてい

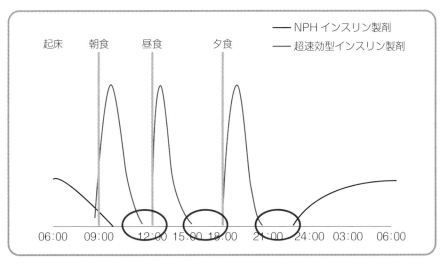

図3　超速効型インスリンを用いた BBT は切れ目ができる

　ないのに夕食前血糖値が著しい上昇をきたすことがめずらしくなかったのです．この原因は，超速効型インスリンの作用持続時間が短いこともちろんですが，基礎インスリンとして注射している NPH の効果が１日もたないということにもあったのです．ですから朝にもう１回 NPH を打てばこの問題は大方片づいたのですが，５回注射はさすがに勘弁願いたいという意見も少なくありませんでした．最初のアナログインスリンである超速効型の２年後にわが国で発売されたのがインスリングラルギン（ランタス®）でした．このインスリンは basal supported oral therapy（BOT）で有名になりましたが，実はもうひとつ，「超速効型インスリンの救世主」でもあったことはあまり認識されていないかもしれません．超速効型インスリンを生かすために５回打ちが必要となってしまったところを４回打ちで済むようにしたからです（図4）．

　新しいアナログインスリンどうしのメリハリのある役割分担により，素晴らしいデュエットが完成しました．

　その後インスリンはさらに長く安定した作用の基礎インスリン，さらに早く短い作用の追加インスリンが登場し，健常人と違わない良好な血糖コントロールが可能となってきました．しかし，私にとってインスリン療法

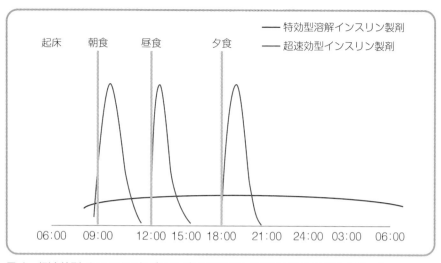

起床　　朝食　　昼食　　　夕食

——　特効型溶解インスリン製剤
——　超速効型インスリン製剤

06:00　09:00　12:00 15:00 18:00　21:00　24:00　03:00　06:00

図4　超速効型インスリンとグラルギンを用いた BBT は切れ目がなくなった

の変遷のなかで一番忘れられない瞬間はグラルギンの登場により最初のアナログインスリンとしての追加，基礎インスリンが出揃ったときでしょう．

B 外来導入の主役は今や GLP-1 受容体作動薬

　さて，ここまでは初版が刊行される前の話です．初版刊行（2013 年）の後の 2 型糖尿病の注射療法に大きな変化をもたらした主役はおそらく GLP-1 受容体作動薬ではないかと思います（もちろん SGLT2 阻害薬も忘れてはいませんが）．インスリンに遅れること約 90 年，第二の糖尿病注射薬として GLP-1 受容体作動薬リラグルチドが 2010 年 6 月，わが国で初めて上市されました（**図5**）．同じインクレチン薬である DPP-4 阻害薬シタグリプチンが 2009 年 12 月に発売されて，すでに大ブレイクしかけていたときでもあります．実は初版が刊行された 2013 年には GLP-1 受容体作動薬もすでに臨床使用可能だったのです．ですからちゃんと GLP-1 受容体作動薬についても少しだけですが記載していました．それ

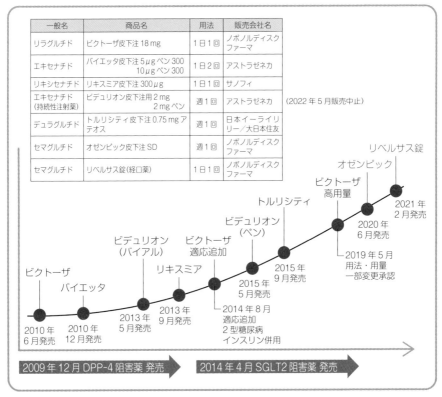

一般名	商品名	用法	販売会社名
リラグルチド	ビクトーザ皮下注 18 mg	1 日 1 回	ノボノルディスクファーマ
エキセナチド	バイエッタ皮下注 5 µg ペン 300 10 µg ペン 300	1 日 2 回	アストラゼネカ
リキシセナチド	リキスミア皮下注 300 µg	1 日 1 回	サノフィ
エキセナチド (持続性注射薬)	ビデュリオン皮下注用 2 mg 2 mg ペン	週 1 回	アストラゼネカ (2022 年 5 月販売中止)
デュラグルチド	トルリシティ皮下注 0.75 mg アテオス	週 1 回	日本イーライリリー／大日本住友
セマグルチド	オゼンピック皮下注 SD	週 1 回	ノボノルディスクファーマ
セマグルチド	リベルサス錠(経口薬)	1 日 1 回	ノボノルディスクファーマ

図5 日本における GLP-1 受容体作動薬の沿革

では，私がどんなことを書いていたかをちょっと振り返ってみたいと思います．

コラム GLP-1 受容体作動薬，インスリンとどう使い分ける？

　インクレチン関連薬である DPP-4 阻害薬は発売されて以来，破竹の勢いで販売シェアを伸ばしています．その理由は，①血糖値が高いときだけインスリン分泌を少しだけ刺激し，グルカゴン分泌を抑制するインクレチンの分解を抑制することによりメリハリのある血糖コントロールの改善が期待できること，②その結果，低血糖を起こしにくいこと，③1 日 1〜2 回の内服でよいこと，などでしょう．しかも，当初は糖尿病の初期の患者

6

のみがよい適応と考えられていましたが，実際には SU 薬を極量近く使用してもコントロールの改善がなく，インスリン導入を必要とすると思われた患者にもしばしば著効例が観察されていることも後押ししていると思われます．
　一方，同じインクレチン関連薬である GLP-1 受容体作動薬は，思うようにシェアは伸びていないようです．この注射薬，低血糖が起こりにくいという点では DPP-4 阻害薬と同様，さらに食欲抑制や体重減少といった作用か副作用かはいざ知らず，糖尿病治療にとっては好ましい特典もついてきます．それなのにシェアが伸びないのはまさに「注射薬」だからでしょう．これはずっとインスリン導入でも障害になってきたわけで，先述のとおり痛くないことを体験してもらうことなどで乗り越えられると思います．
　では，GLP-1 受容体作動薬とインスリン，この 2 つの注射薬はどのように使い分けるのか？　この点についてはまだまだ学会の提示するコンセンサスもはっきりしませんし，データも希薄です．

　当時の自分の文章をみると GLP-1 受容体作動薬の弱点は注射であるということに力点を置いていたようですが，実はそれだけではなかったと思います．列挙してみましょう．
　①発売当初は併用薬に大きなしばりがあった
　②薬価が高かった
　③膵炎や膵がんなどを引き起こす可能性が否定できていなかった
　④もともと DPP-4 阻害薬を使用していると併用ができず，切り替えるしかなかった（インスリンなら上乗せだけでよい）
　⑤心血管系疾患や糖尿病や合併症への影響が明らかでなかった

　注射薬としてひとくくりにはできるものの，インスリンは「ホルモン補充」，GLP-1 受容体作動薬は「ホルモン分泌刺激，抑制」として働くまったく異なる薬剤です．この 2 つの注射薬を 2 型糖尿病患者でどのように使い分けていけばよいのでしょうか？　米国および欧州糖尿病学会（ADA/EASD）より発表されている 2 型糖尿病の注射療法のコンセンサスステートメントでは 2017 年までは経口糖尿病薬多剤無効例に対する第一選択の注射薬，すなわちファーストインジェクションは基礎インスリンが推奨されていました．ところが **2018 年以降，この地位は基礎インス**

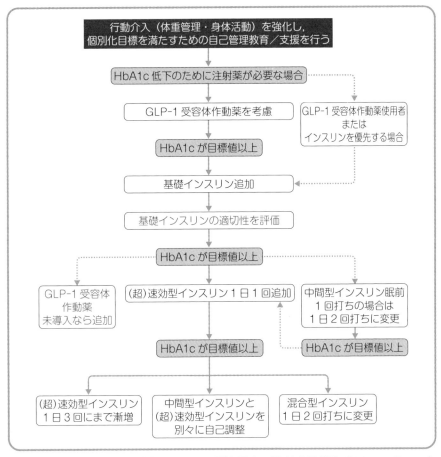

図6 欧米の糖尿病学会が推奨する，2型糖尿病の注射療法導入のフローチャート (2018)
この年から初めて「GLP-1受容体作動薬」がファーストインジェクションとなった．
(American Diabetes Association : Clin Diabetes 2018 ; 36 : 14-37 より作成)

リンに取って代わって GLP-1 受容体作動薬であることが示されています（図6）．

　欧米ではこれまで高価なことを理由にセカンドラインに甘んじてきた GLP-1 受容体作動薬が基礎インスリンより先のファーストインジェクションのポジションを得た理由は，心血管系疾患の既往やリスクのある患者を対象とした Cardiovascular Outcome Trial（CVOT）でのイベント抑

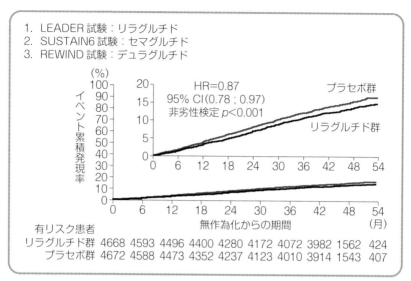

1. LEADER 試験：リラグルチド
2. SUSTAIN6 試験：セマグルチド
3. REWIND 試験：デュラグルチド

図7　GLP1 受容体作動薬と Cardiovascular Outcome Trial
図は LEADER 試験（リラグルチドの主要評価項目（3PMACE）抑制効果）
(Marso SP et al：N Engl J Med 2016；375：311-322 より引用)

制効果の証明が何よりも大きいと私は考えています（**図7**）.
　私自身も GLP-1 受容体作動薬が日本人 2 型糖尿病患者のファーストインジェクションにふさわしいと思っていますが，その理由は CVOT の結果だけではありません．その使い勝手のよさが注射導入の遅れを防ぐことに大きく役立つという意味で私はお勧めしたいと思っています（**図8**）.
　基礎インスリンと GLP-1 受容体作動薬，HbA1c の改善度では臨床的インパクトがあるほどの差はないわりに，低血糖や体重増加のポイントでは圧倒的に GLP-1 受容体作動薬に分があります．さらに実際の臨床シーンでは患者にその注射療法の開始を承諾してもらう必要があります．初版でもインスリン導入の承諾方法については頁を割いてご紹介してきましたが，やはり「インスリンだけは勘弁してください」という患者はとても多いです．ですから GLP-1 受容体作動薬をお勧めするときに，「インスリンではない注射薬があります」というと「それならやってみます」と意外にすんなり OK が出ることに驚きます．いかにインスリンのイメージがわるいのかが再認識されるシーンでもあります．また，「この注射は食欲を

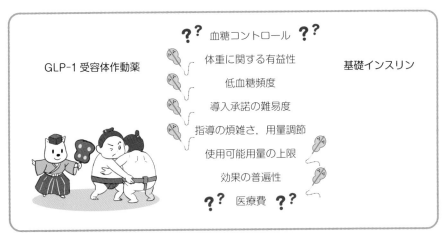

GLP-1 受容体作動薬 　　　　血糖コントロール　　　　基礎インスリン

体重に関する有益性

低血糖頻度

導入承諾の難易度

指導の煩雑さ，用量調節

使用可能用量の上限

効果の普遍性

医療費

図 8　GLP-1 受容体作動薬と基礎インスリン，ファーストインジェクションに適するのはどっち？

抑制するかもしれません」と話すとかなり前向きになる患者も多いです．今や怪しい痩身クリニックでも好んで使われている GLP-1 受容体作動薬，潜在的に痩せられる薬には患者のポジティブなイメージがあるのかもしれません．

　以上は導入に際しての患者サイドの問題ですが，GLP-1 受容体作動薬がファーストインジェクションとして推薦される理由には導入する医療者サイドの事情にも応えてくれる点があげられます．インスリンの導入が一般医に限らず専門医ですら躊躇される理由のひとつにその導入法の煩雑さがあげられるでしょう．基礎インスリンを使用した BOT では一般的に空腹時血糖値をモニターしながら目標血糖値にいたるまで treat to target していく必要があります．そのために血糖自己測定（SMBG）も必要となってくるでしょう．この用量調節の必要性が GLP-1 受容体作動薬には基本的にありません．こうなると GLP-1 受容体作動薬のほうが注射療法として，とくに外来での導入法としてのハードルはかなり低いように思います．

　逆に，基礎インスリンの「セカンドインジェクション」としての要素は以下の 2 つです．まず，GLP-1 受容体作動薬は効果に「当たりはずれ」があるように思います．ものすごくコントロールが改善して体重も減る患

者がいると思えば，真面目に打っているとは思えないぐらい効果が出ない患者がいます．使用 4 ヵ月でその効果を判断し（ビクトーザの添付文書にもそのように記されている），効果不十分であればインスリンの併用やこの後紹介する配合剤への切り替えなどを検討することが必要となります．その点，インスリンは患者により投与量の多寡はあってもまったく効果が出ない患者はめずらしいでしょう．さらに用量の上限がないこともGLP-1 受容体作動薬との違いです．GLP-1 受容体作動薬の効果が出にくいときに基礎インスリン療法がバックアップしてくれるというのは心強いですね．いかがでしょうか？

　以上のように，欧米だけでなくわが国においても注射療法導入の一般的なフローは大きく変遷を遂げてきています．今回の大改訂が必須であることがおわかりいただけたと思います．

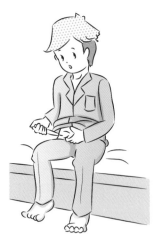

Ⅱ 注射療法の外来導入を始めるための キホンを学びましょう！

（初めて本書を読まれる方，初めて外来インスリン導入を考える方はここから読んでください！）

　20年ほど前までは「インスリン導入は基本的には入院で」というのが専門病院であっても一般的でした．しかし，コモンディジーズである糖尿病を診ているのは専門医だけではありません．そして何より働き盛りで本当に厳密な血糖コントロールが将来の合併症阻止のために必要な若年から壮年の患者では，そう簡単に入院などできません．それが現在ではかなりの病院，診療所で外来インスリン導入が一般的になってきたのは喜ばしいことです．そうはいってもまだまだハードルが高い部分があります．やはり外来といった特殊な環境，すなわち「忙しい」「人出が足りない」といった状況下では，注射を使った治療の導入はしばしば困難を極めます．それはべったり，つきっきりで指導できる入院導入と異なり，安全面に関する配慮をきちんとすることが難しいからです．そのために以下の4つのポイントを確認してください．

①最初はできるだけ治療内容をシンプルなものにする：使用する注射薬は1種類で開始する．基本的に血糖自己測定は導入時に指導しない．

②少量から開始して急がずゆっくり増量する：入院でのインスリン療法などでは毎日のように測定したデータをみて用量を調節するのですが，外来ではそうはいきません．とくにインスリンは初期量では絶対に低血糖にならない極々少量から開始です．GLP-1受容体作動薬でも用量調節できるものは，消化器症状の出現を防ぐため急がずにゆっくり増量しましょう．

③導入後の急激な血糖コントロールの悪化を避ける：注射にしても，はじめは少量だったり，注射自体に効果が出ない場合もあります．導入前の薬物療法も大きく変更しないのが原則です．

④わからなくなったら無理させない：今までずいぶん「様子をみていた」のです．わからないのに無理して続けなくても一大事は起こりません．

A 最初は治療内容をできるだけシンプルに

❶ 注射回数は少なく！

　まず，外来で導入するときは指導事項がなるべく少なく，シンプルであればより多くの患者に間違いなく注射療法を開始してもらえます．そのために**使用する注射剤は1種類**としたほうがよいでしょう．このことはGLP-1受容体作動薬ではあまり問題にならないかもしれません．インスリンのbasal-bolus therapy（BBT）のように，追加と基礎の2種類のインスリンが必要な治療は効果的ですが，2つを使いこなせないと間違った時間に別のインスリンを打つという事故が起こりかねません．1種類であれば回数は少し多くなっても安全性に関してはあまり問題ないでしょう．むしろ回数が増えると問題になるのは，治療の実施度，すなわちアドヒアランスの低下です．

❷ 血糖自己測定は導入時に開始しない！

　私がかねてより主張しているのは，血糖値の自己測定の開始時期についてです．私が研修医だったころは，まだポータブルの血糖測定器はありませんでした．1986年より血糖自己測定（SMBG）が保険収載され，それ以来，インスリンの導入時にはSMBGをセットで行うことが必須とされてきました．しかし，外来診療の短い時間のなかで注射手技とSMBGを同時に指導するのはかなり大変です．本来，患者にしっかり覚えていただきたいのはもちろん注射手技のほうです．しかし，「同時にSMBGを始めなさい」という先生の理由は，①注射療法，とくにインスリン注射は低血糖になりうるからそれをチェックできる体制が必要，②インスリン注射の

量は血糖測定の値に準じて決めるので，データがないと次に進めない，などです．つまり，少なくともインスリン注射の場合はその手技に含まれるテクニックのひとつだというのです．本当にそうでしょうか？　次の項で説明しますが，インスリン療法の導入時には安全を重視してできるだけ少量のインスリンから開始することが必要です．つまり**絶対に低血糖にならない量**から始めるわけです．裏を返せば，そのようなインスリンの開始量では血糖コントロールはほとんどよくなりません．よくもなっていない血糖値なのに，「**最初に使用法をちゃんと覚えるため！**」といって毎日2〜3回も測定してわるいデータをみせられるとどうでしょう．「**インスリンなんてちっともコントロールがよくならないからやめた！**」っていうことになるのです．低血糖という意味でも，インスリン量調節という意味でも，当初はSMBGなどまったく必要ないことがおわかりいただけると思います．

　さらに私がインスリン導入時にSMBGを開始しない理由はほかにもあります．それは患者の気持ちの受け入れ状態ができていない場合が多いという点です．インスリン導入に向かう患者，果たして意気揚々としているでしょうか？　多くの患者はたぶん，「**ついにインスリンになってしまった**」という暗い気持ちになっているでしょう．ですから，まずはこのインスリン療法を受容していただくことが大切です．

　きわめて少量から始めたインスリンの効果は，必ず外来を受診するたびにSMBGの機器を用いて患者と一緒に確認します．当然最初はほとんどよくなりません．しかし，患者も1回わるいデータをみるだけなら"慣れて"います．なので，これを理由にインスリン量を増やします．すると十分でなくても徐々に血糖値の低下を見てとることができるでしょう．そうするとこちらから勧めなくても，「**先生，その5秒で血糖値がわかる器械，私の家でも使うことはできないんでしょうか？**」と積極的に聞いてくるのです．これこそ私が**待っていた瞬間**なのです．物事を行うときは人に決められるより，自分が決めたことのほうがしっかりや

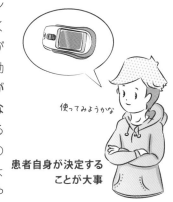

使ってみようかな

**患者自身が決定する
ことが大事**

15

る，これを自己決定理論というそうです．痛いのに，いやいややらされるSMBG はただ考えずに測るだけ．回数は多いけどまったく血糖コントロールの改善に結びつきません．ところが自分で決めた SMBG は痛くもないし，ちゃんとその結果を解析してくれるようになるでしょう．もとより，SMBG を行う最大の理由は，私たちがそのデータをみてインスリン量を調節することではなく，患者自身が出た結果を考え，反芻することでこれからの食生活，運動，服薬アドヒアランスの改善につなげ，良好なコントロールに結びつけていただくことにあると私は考えます．

B インスリンも GLP-1 受容体作動薬も，急がずゆっくり増量

❶ インスリン開始量を計算する意味などない

インスリン導入の際の投与量，すなわち単位数はどのように設定するべきでしょうか？ 既存の教科書にはたとえば「1 日量を 0.1～0.2 単位/kg から始めましょう」と書いてあります．たとえば体重 40 kg の女性ならば「4～8 単位で始めましょう」ということですが，何が根拠なのかわかりません．もし基礎インスリンを使用するとして 8 単位を使用すると，もしかしたらいきなりコントロールは良好となるかもしれませんが，低血糖の可能性も十分あります．もし，インスリンを始めたばかりの患者がインスリンにも慣れる前からいきなり低血糖を経験すると，きっと「**こんな恐ろしい治療はもう御免だ**」と考えるかもしれません．そもそもインスリンを始めた途端に，大急ぎで血糖コントロールを正常化する必要がどこにあるのでしょうか？ GLP-1 受容体作動薬にしても然り，慌てて増量して嘔吐させてしまうと「二度と注射はやりたくない！」となってしまうかもしれません．

また，確かなエビデンスはありませんが，長期間コントロール不良であった患者，とくにすでに網膜症のある患者の血糖値を急速に低下させると，網膜症の悪化や有痛性神経障害を誘発するといわれています．「入院したら 2 週間以内に」といった治療期間の縛りがありますが，外来で行

えばゆっくり取り組めるメリットもあるのです．のちにご紹介する外来導入に適したレジメンは，それぞれ具体的な単位数を示すことにしました．

　何よりも大事なのは**絶対に低血糖にならない単位数**で始めることです．GLP-1 受容体作動薬の場合はスルホニル尿素（SU）薬やインスリンとの併用でなければ低血糖はほぼ起こりませんが，嘔気，嘔吐といった消化器症状が起こりやすいです．これも慌てずゆっくり増量すればかなり慣れてくるようですので，増量を急がないことが肝要です．

コラム　ビクトーザ超少量療法

　GLP-1 受容体作動薬では，少量から始めても消化器症状が出てしまう患者は決して少ないとはいえません．以前，肥満を伴う 2 型糖尿病患者にビクトーザを始めたのですが，最少量の 0.3 mg の皮下注でもかなり強い嘔気が出現して継続が難しいといわれました．食事が進まないというのもありますが，頑張って打ってくれていたので HbA1c の改善は顕著でした．このままやめてしまうのはもったいなすぎますよね．そこでビクトーザの入っているフレックスペンを観察してみました．添付文書ではビクトーザは開始あるいは維持の最低量は 0.3 mg なのですが，ペンを 5 目盛りカチカチと動かすと 0.3 mg になります．つまりインスリンでいう 1 単位分の目盛りではビクトーザは 0.06 mg を注射することができるわけです．私はその患者にせっかく効果があるし，残りがもったいないので「毎朝 2 目盛り（0.12 mg）だけ打ってみませんか？」と提案してみました．するとその患者もせっかくコントロールがよくなっているので，「やってみます！」と承諾してくれました．翌月の予約日の検査ではコントロールの改善はそのままで嘔気はほぼなくなったといってこの治療を継続することになりました．GLP-1 受容体作動薬の適量が患者によってかなり異なると考えるきっかけとなる症例でした．現在では週 1 回製剤のオゼンピックがごく少量を安全に注射することができるペンになっており，消化器症状が出ることであきらめていた患者にぜひ試してみたいと思っています．

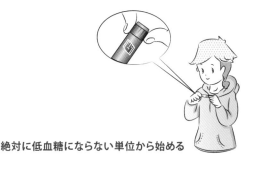

絶対に低血糖にならない単位から始める

C 導入後の急激な血糖コントロールの悪化を避ける：急がないが戻らない

　外来での導入のデメリットは，入院して行うのに比べて導入後の血糖変動の様子をこまめにチェックできないところにあります．まぁ，それが必要であるかどうかはさておき，つまり急ぐ必要はないのですが，インスリンを導入して急に血糖コントロールが悪化したのでは困ります．

　では，どのような状況でインスリンを導入したらコントロールが悪化するのでしょうか？「Ⅵ-B．注射療法に経口血糖降下薬を併用する」で詳しくお話ししますが，それは**インスリン導入前に使用していた経口薬をあまり効いていないと決めつけて，やめてしまう**ことによって起こるのです．とくに二次無効と判断した SU 薬が曲者です．さらに過去に顕著な体重増加のあった患者のチアゾリジン薬は，減量してもよいので完全に切ってしまわないことをお勧めします．DPP-4 阻害薬やビグアナイド薬も，SU 薬やチアゾリジン薬ほどではないにしても，できるだけ安全なインスリン導入を行うという意味で基本的には継続することをお勧めします．ただし，GLP-1 受容体作動薬の開始に従って DPP-4 阻害薬は中止をお願いします．この 2 つの薬剤は保険上併用が認められていないからです．同じインクレチン薬どうしで作用点が似ていますが，GLP-1 受容体作動薬のほうが強力なので DPP-4 阻害薬を切ったとしても悪化を示すことはほぼありません．

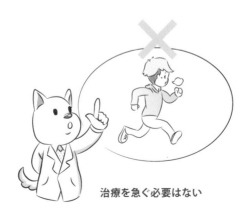

治療を急ぐ必要はない

わからなくなったら無理させない：導入したら何がなんでも注射をしてもらわないといけないのか？

　外来でインスリンを導入したところ，「説明を受けたときはわかった気になっていたのだが，家に帰ってみるとわからなくなった」—さて，そういうことはとくに高齢の患者でよくあると思います．入院ならば，いつでも再度説明ができるのでまったく問題にならないのですが，外来の場合はどうすればよいでしょうか？　導入をするからには24時間体制，つまりオンコール状態でこのような患者の質問に答えられるようにしなければならないのでしょうか？　それはあまりに医療従事者側の負担が大きすぎると思いますし，「そこまでしないと外来導入はできないのならやめだ」という医師もいるでしょう．本当にそのような体制を敷いて何がなんでもインスリン注射をうまくやっていただかないといけないのでしょうか？

　答えはノー．そうです．**わからなくなったら無理して注射療法，とくにインスリンを続けるのはやめましょう．次回の診察日までインスリンはお休みです．**ただし，以前から飲んでいて注射導入後も続けている経口薬は続けてもらいます．そうすれば，次の外来受診日までコントロールはよくなりませんが，たぶんそれほどわるくもならないでしょう．むしろ，あれだけ外来で手取り足取り指導したのに注射方法がわからなくなったものを，電話口でお話しするだけで本当にきっちりできるのでしょうか？　**疑わしいときはとにかく無理しないのが外来での注射療法，とりわけインスリン療法の鉄則**です．急ぐ必要はありません．

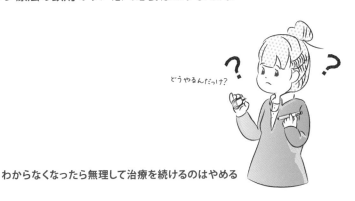

わからなくなったら無理して治療を続けるのはやめる

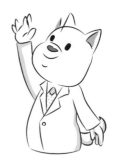

Ⅲ 以前に比べて注射薬を嫌がる患者は ずいぶん減ったかな？

　すでに前項で述べたように，欧米の注射導入は GLP-1 受容体作動薬，基礎インスリン，追加インスリンの順に導入することを勧めていますが，われわれ日本人でも同じことがいえるのでしょうか？　しかも，そのような注射療法を簡単に患者が受け入れてくれるでしょうか？　注射療法の大きな障壁は何より「注射」ということでしょう．これはインスリンも GLP-1 受容体作動薬も同じです．もちろん経口 GLP-1 受容体作動薬も現在では使えますが，その点に関しては別途私の考えを述べたいと思います（p.57 のコラム「経口 GLP-1 受容体作動薬は注射嫌いの患者のための代替薬か？」）．

A 患者をどうやって説得するか？：GLP-1 受容体作動薬の場合

　以前と異なりインスリンより先に導入することが多くなってきた GLP-1 受容体作動薬．つまり多くの患者（肥満あるいは肥満ぎみの患者）にとってファーストインジェクションですから，注射療法初体験はこの製剤でということになります．GLP-1 受容体作動薬の導入は先述したようにインスリン導入に比してかなり容易だと私は思っています．あまり用いたくはないフレーズではありますが，「注射薬を始めてみましょう．ただし，インスリンではありません」という誘い文句はかなり効果的で，「それはどんな注射なんですか？」と質問が出たら，インスリンやグルカゴンに対する作用の話は後に置いておいて，「この注射は食欲を抑制して体重を減らすことで効果が出る可能性があります」と話します．これには先述のとおり，怪しい痩身クリニックのオンライン診療などでダイエット目的に使用されていることでも有名になりつつあります．学会などでも問題になっている GLP-1 受容体作動薬（**図 1**），潜在的に痩せられる薬には患者のポジティブなイメージがあるのかもしれません．

2023 年 11 月 28 日

GLP-1 受容体作動薬および GIP/GLP-1 受容体作動薬の適応外使用に関する
日本糖尿病学会の見解

一般社団法人　日本糖尿病学会

　今般，一部のクリニック等において，2 型糖尿病治療薬である GLP1 受容体作動薬や GIP/GLP1 受容体作動薬を，適応外使用である美容・痩身・ダイエット等を目的として自由診療での処方を宣伝する医療広告が散見されます．2023 年 11 月現在，供給を上回る需要増加の影響により複数の製剤において限定出荷が生じていることから，GLP1 受容体作動薬を真に必要とする 2 型糖尿病の患者への供給が滞ることのないよう，厚生労働省より「GLP1 受容体作動薬の在庫逼迫に伴う協力依頼」が事務連絡として発出されています．また，肥満症治療薬として薬価収載されたセマグルチド製剤（ウゴービ皮下注）の使用に当たっては，厚生労働省が最適使用推進ガイドラインを作成し，日本肥満学会が「肥満症治療薬の安全・適正使用に関するステートメント」を公開しています．
　医師とくに本学会員においては，不適切な薬物療法によって患者さんの健康を脅かす危険を常に念頭に置き，誤解を招きかねない不適切な広告表示を厳に戒め，国内承認状況を踏まえた薬剤の適正な処方を行ってください．また，特に本学会専門医による不適切な薬剤使用の推奨は，糖尿病専門医に対する国民の信頼を毀損するもので本学会として認められるものでないことを警告します．

以上

図 1　日本糖尿病学会の見解
（日本糖尿病学会ホームページ〈http://www.jds.or.jp/uploads/files/document/info/jds_statement_GLP-1.pdf〉（最終アクセス 2024 年 2 月 1 日)より引用）

　ウソかホントか私も GLP-1 受容体作動薬で検索してみましたが，出るわ出るわ，あちこちのクリニックの自費診療で痩身目的に GLP-1 受容体作動薬を使った治療が提案されておりました．いずれにしてもそれくらいダイエット効果もある，この注射薬は思った以上に始めやすいのです．

B　インスリンってわるいイメージ？

　GLP-1 受容体作動薬に比べるとインスリン注射の導入はハードルが高くなります．インスリン注射は GLP-1 受容体作動薬に比べるとずっと暗いイメージがつきまとってきたと思います．「**インスリン注射を始めたら一生やめられない**」「**癖になる**」「**糖尿病の最終段階になる**」「**痛い**」など枚挙に暇がありません．どうしてこのようなイメージが定着してしまったのでしょうか？　もしかするとそれは，医療従事者の心ない発言が原因だったかもしれません．

　たとえば，食事療法がうまくいかなかった患者に「インスリンにならないように頑張りましょうね！」といってはいませんか？

　インスリン療法が注射療法であることは，ほとんどすべての患者が認識しています．それだけでもやりたくないと思うでしょう．それなのに実は，インスリン療法が必要となった患者は，これまで糖尿病の治療を受けているなかで，主治医や管理栄養士などから「インスリンにならないように頑張って」と背中を押されてきたのです．インスリンにならないように頑張るのはよいですが，それがうまくいかずに本当にインスリン療法が必要となったとき，そこで「失明しないように頑張りましょう」「透析にならないように頑張りましょう」といっても通用しません．なぜなら，あの「ならないように頑張ろう」といわれたインスリンになるのですから，患者は失明や透析になるのと同列に感じているのではないでしょうか？　当然，インスリン療法を受け入れてくれるわけがないのです．

　普段から「**インスリンにならないように！**」といった，まさにインスリン療法の「ネガティブキャンペーン」をやらないようにすることを心がけてください．

 ## インスリン療法は，一度始めると一生やめられないのか？

　インスリン療法を始めると，本当に一生やめられないのでしょうか？　私たちはこれまでそのような質問を患者から受けたとき，このようにお答えしていました．

　「インスリン療法を継続して良好な血糖コントロールが続いていれば，やがてインスリンを出す膵臓の細胞が息を吹き返し，飲み薬に戻すことも可能な場合があります」

　さて，本当に飲み薬に戻すことができるのでしょうか？　確かにあまり経口糖尿病治療薬を使用したことがない患者，とりわけソフトドリンクケトーシスでボロボロの血糖コントロールでもインスリン療法で糖毒性が解除されると，その後きれいさっぱりインスリンも経口薬もいらなくなるこ

とがあります．しかし，長年スルホニル尿素（SU）薬を極量近く使用していた患者などでは，インスリンをまた経口薬に戻すのはきわめて困難です．要は「**飲み薬に戻る可能性はありますが，その確率はきわめて低い**」というのが真実でしょう．

　しかし，ここでよく考えてみる必要があります．私たちが「インスリンをやめて飲み薬に戻すことができる」といっているのは，インスリン療法で獲得できた良好な血糖コントロールを経口薬でも同じぐらい再現できる場合に限るとしてきました．しかし，私は頭を切り替えて患者にこう説明するように変えてみました．

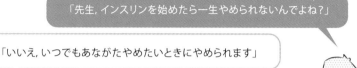

「先生，インスリンを始めたら一生やめられないんでよね？」

「いいえ，いつでもあなながたやめたいときにやめられます」

「でもやめたら大変になるのでしょ？」

「いいえ，インスリンをやめたら今のあなたに戻ります」

　そうです．「今のあなた」というのはインスリンを導入する前の患者です（**図2**）．おそらく HbA1c は8〜9％ぐらい，しかし自覚症状は何もありません．毎日おなかがすいて困るぐらいでしょう．空腹感を感じるというのは，いわゆる「健康感」が損なわれていないことを意味しています．一方，患者はインスリンを始めてしまってからやめると，ある種の「禁断症状」のようなものが出ると恐れたり，「依存性」ができて血糖コントロールが今よりもさらにわるくなるのではないか？　などと考えているのです．つまり「**何ら困っていない，将来くるかもしれない（こないかもしれない）合併症を予防するためにインスリンを離せない身体になってしまうのだけは勘弁してほしい**」というのが本音です．ご存じのとおり，そのようなことはインスリン療法をしても決してありません．インスリンをやめた場合，最悪でもインスリンを始める前の状態に戻るだけです．たとえ血糖コントロールが元に戻っても安心して治療を受けることができるのです．

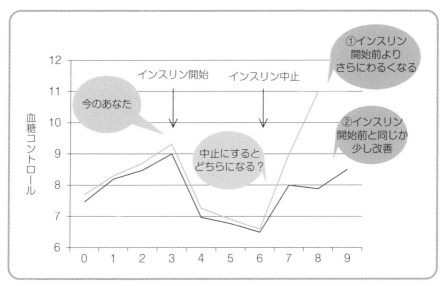

図2　今のあなたとは？　インスリンでよくなったコントロールはやめるとどうなるのか？　もちろん②です！

D　インスリンを体験する

　これまで何度も単行本や雑誌の総説でお話ししてきたように，インスリン療法を説得するのに一番効果的な方法は，やはりインスリン注射を実体験してもらうことでしょう．百を語るより一をみせることが重要というわけです．なかなか患者が注射することに承諾してくれないというときは，まず主治医あるいはメディカルスタッフが自分のおなかをみせて注射器を立ててみせるという変法もありでしょう．ときに針が痛点に刺さってほんの少しだけ「チクッ」とすることもありますが，採血の針に比べれば雲泥の差で，痛さは知れています．さらにGLP-1受容体作動薬を経験したことがある患者は注射が痛くないことを知っていますので，すでに注射の「痛さに対する障壁」はなくなっています（毎日打たないといけないというのが，週1回製剤で始めた患者にとっては障壁ですが……）．こうなってくると，注射を嫌がっているのは患者ではなく医療従事者だけなのかもしれませんね．

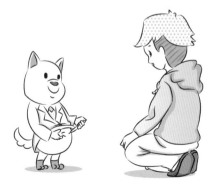

自分のおなかをみせて注射器を立ててみせてみよう

Ⅳ 注射薬に納得！ さて，それでは どんな注射薬で始めるか？

　欧米のファーストインジェクションは GLP-1 受容体作動薬と申し上げてきましたが，わが国の注射療法の外来導入を引っぱってきたのは基礎インスリンの導入で行う basal supported oral therapy（BOT）です．

　どんな製剤で外来導入を始めるかをお話しする前に，この 20 年，2 型糖尿病の注射導入，とくに外来で行われてきた基礎インスリンを用いた注射療法＝BOT についておさらいしていきましょう．

ランタス発売とともに一世を風靡した BOT

　2003 年，わが国で初めての持効型溶解インスリンであるグラルギン（商品名ランタス）が発売されました．2003 年も末（クリスマスのころ）の発売でその翌年の 3 月に私は関西から東京へと，市民病院から順天堂大学へと異動したころでした．新しく師匠となった当時順天堂大学教授の河盛隆造先生にグラルギンを用いた臨床研究をやるように勧められて始めた検討のひとつが BOT でした．それまで速効型や超速効型の 3 回注射をメインに使用してインスリン導入を行っていた私にとって，BOT はどうみても「いい加減」なインスリン療法に思えました．しかし，実際に導入してみると HbA1c 平均 10 ％弱の患者の血糖コントロールがみるみる改善し，平均 7 ％半ばまで到達したのです．今まで基礎インスリンとして NPH を使用していた私にとって，長く切れ目のない基礎インスリンの補充がこんなに効果を現すとは思い浮かばなかったのです．1 日 3 回の注射だったのが 1 回で済むなんて，患者にとってこんなうれしい話はないですよね．多くの 2 型糖尿病はインスリンが枯渇しているわけではありません．足りない基礎インスリンをしっかり補充して，1 日の開始点の血糖値を正常化してあげれば少ない内因性の追加分泌が生きてくるということを実感しました．空腹時血糖値を正常化するべくしっかりと treat to target することが何よりも重要と思い，多くの講演会などでもインスリ

ン導入に興味をもった多くの先生方とワイワイ討論したものです．

B なぜ基礎インスリンによる導入が優れているのか？：その理論は伝説的論文 4T 研究から

初版でも大きなスペースをとって解説した 4T 研究について，初版をご覧でない読者のためにこの改訂版でも再度ご紹介したいと思います．私のBOT を外来導入で推し進める根拠となった大変重要な研究だからです．この研究は，Oxford 糖尿病内分泌代謝センターの Holman 先生が第一著者で発表されたものです．実は 10 年ほど前の年末に Holman 先生に直接お会いする機会がありました．その際，Holman 先生からはこの研究を完遂させることの大変さを教えていただきました．最も現実的で結果を知りたい臨床試験といえる 4T 研究の責任オーサーと直に話せた喜びは，忘れられません．

さて，研究内容のおさらいです．「**どのようなインスリンを用いてインスリン導入を外来で行うか？**」について世の中にはインスリンレジメンを比較した検討は数々ありますが，多くはある程度望む結果を導くための患者集団があらかじめ選別されたもので，"問題のあるスタディ" でした．4T 研究は 2007 年に New England Journal of Medicine に発表されました．スルホニル尿素（SU）薬とメトホルミンを使用しても血糖コントロールが不十分な 2 型糖尿病患者を対象に，3 種類の導入法を比較した研究です．厳密にアルゴリズムを守って行われた質の高い前向き無作為割り付けのトライアルです．この研究で用いられたレジメンは，最初の 1 年目は 1 種類のインスリンを用いることが条件です．外来でインスリン導入する場合，いきなり 2 種類のインスリンを使用して開始するのは取り間違いなどのリスクがつきまとうため，避けられるのであれば避けたほうがよいという考えに基づいていると思います．

① 1 種類のインスリンを用いて外来で導入する：1st phase

さて，外来インスリン導入のレジメンですが，この試験では昼に注射し

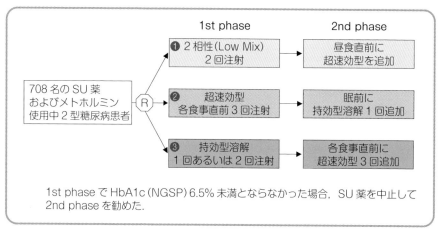

図1　3種類のレジメン
(Holman RR et al：N Engl J Med 2009；361：1736-1747 より引用)

なくてもよいという理由でとくに当時日本で多く用いられていた「①2相性インスリンの1日2回注射」，入院時や外来での導入に主に専門医に用いられている「②超速効型インスリンの1日3回注射」，そして欧米で以前からインスリン導入時に行われてきた基礎インスリンから始める「③持効型溶解インスリンの1日1回あるいは2回注射」という3種類の方法が比較されています（**図1**）．割り付けられたインスリンの種類と回数は厳守のうえで血糖コントロールが行われました．結果は**図2**のように1st phase 終了の介入1年の時点においては血糖コントロール良好の順で「②≧①＞③」となっていました．

　統計学的には，③の基礎インスリンのみの治療では，2回や3回注射に比し HbA1c が有意に高値を示しました．また，①の2回注射と②の3回注射の間には血糖コントロールに有意な差は認められませんでした．一方，低血糖の頻度については，**図3**に示すように最初の1年時においては超速効型インスリンの3回注射がダントツに頻度が高く，2相性インスリンではその半分，さらに持効型溶解インスリンではさらにその半分でした．これらのデータを総合すると，超速効型インスリン3回注射とさほど血糖コントロール改善効果の変わらない2相性インスリン2回注射は，ずっと安全性では勝るわけで，やはりこれまで日本でも多く用いられてき

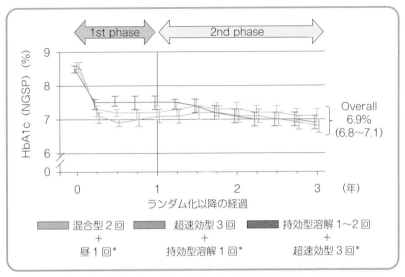

図2　4T 研究における各インスリンレジメンによる血糖コントロールの変化
*は 2nd phase から追加した.
(Holman RR et al：N Engl J Med 2009；361：1736-1747 より引用)

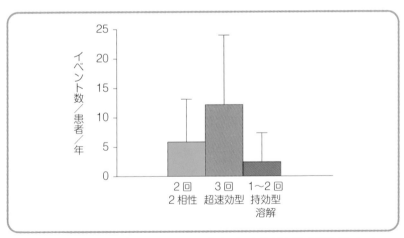

図3　4T 研究における各インスリンレジメンによる低血糖の頻度（1st phase のみ）
(Holman RR et al：N Engl J Med 2007；357：1716-1730 より引用)

た2相性インスリン2回を迷わず選ぶのかな？　という結果となったわけです.

② 2種類目のインスリンでステップアップ：2nd phase

　しかし，このトライアルはこれで終わりというわけではありません. 1年の時点でどの治療法でもHbA1c(NGSP)が6.5％未満とならない患者に対して，2種類目のインスリンを用いることにより，これらのレジメンのステップアップを図りました.「超速効型3回」あるいは「持効型溶解1〜2回」には，それぞれ持効型溶解と超速効型を足すことによりbasal-bolus therapy(BBT)とし，「2相性2回注射」には昼食直前に超速効型を1回追加しました. 2種類のインスリンを用いるこの2nd phaseは以後2年にわたってインスリン量の調節が行われました. その結果，結局8割以上の症例でBBTになった2つのレジメンが2相性＋昼の超速効型よりもHbA1c(NGSP)6.5％および7.0％未満に達する確率が有意に高くなりました. そのまま強化療法にステップアップできる2種類のレジメンでは，HbA1c(NGSP)が平均7.0％を切っており，改めて強化療法の強力な血糖コントロール改善作用が再認識させられる結果となったのです.

③ 低血糖頻度は基礎インスリンの追加で大きく変わる！

　さらに安全性についても驚きの結果が示されています.
　超速効型3回注射を用いた導入では，最初の1年すなわち超速効型インスリンのみで治療した場合，**図3**，**図4**に示すように他のレジメンに比較してダントツに高い低血糖頻度が観察されました. ところが1st phaseが終了して，**必要に応じて持効型溶解インスリンを併用できるようになると一気に低血糖頻度が低下した**のです. 超速効型インスリンのみの治療に基礎インスリンを加えると血糖値が安定するというのは普段の臨床経験から感じていたことでしたが，これほどまでに劇的な低血糖頻度の低下(しかも血糖コントロールは改善しているのです！)だとは予想しませんでした. これは当時，超速効型3回注射を使って食後高血糖を管理していけば，やがて内因性の基礎分泌が回復してくると以前考えていた私に

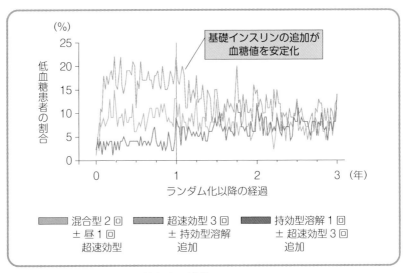

図4　4T 研究経過中の低血糖頻度の推移
2nd phase に移行する 1 年目のところでその傾向が大きく変わるのがわかります．
(Holman RR et al：N Engl J Med 2009；361：1736-1747 より引用)

とっても衝撃的なデータでした．超速効型のみでとことん押しまくる治療をするよりも基礎インスリンとのバランスを考えた治療をすることが，有効かつ安全なインスリン療法を実現するために重要なポイントであることがはっきりしたのです．そう考えると，このトライアルで行われた 3 つのレジメンのなかで**最も安全に導入できて，しかもそれを生かしながらBBT にステップアップが可能な持効型溶解インスリンを用いて始めるインスリン導入が最も優れている**ということになるのかもしれません．

❹ 追加インスリンと基礎インスリンのバランスとは？

しかし，ひと口に基礎と追加のバランスを考えたといっても，どれくらいが適当なのかは患者によって違うでしょう．

以前わが国では BBT を行う場合，多くは入院にてまず追加インスリンをどんどん増やしていき，それでも空腹時血糖が下がってこない場合に基礎インスリンを足して空腹時血糖がほぼ正常となるまで増やすという，

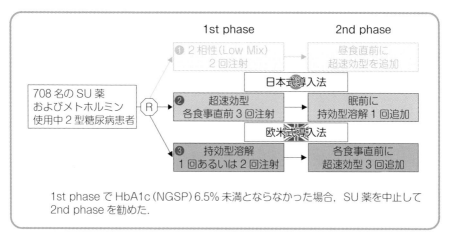

図5 4T 研究は欧米人に対して日本式の導入法と欧米人式の導入法の効果を比較した
ともいえる
(Holman RR et al：N Engl J Med 2009；361：1736-1747 より引用)

4T 研究でいうと「②超速効型インスリン3回注射のみ」で開始するレジ
メンそのものを行ってきました．その結果，4 回注射するインスリンの割
合はだいたい "10-10-10-10" といったゾロ目になることが多かったの
ではないでしょうか．これは日本糖尿病学会発行の『糖尿病治療ガイド
2012-2013』にも強化療法のインスリン割合の一例として示されていま
した（現在はその記載は消えました）．一方，欧米諸国におけるインスリン
導入は，ほとんど外来にて眠前に NPH を 1 回上乗せするという方法，い
わゆる "Nocturnal NPH" を元来行ってきました．NPH を増やして空腹
時血糖値を正常近くまで低下させても血糖コントロールが不十分な場合
は，速効型または超速効型インスリンを少量から追加してきました．これ
は 4T 研究でいう「③持効型溶解インスリンで開始する」レジメンに相当
します（図 5）．
　さて，このトライアルは対象が英国人ですので，普段は持効型溶解を先
に使うケースがほとんどでしょう．欧米人の専門医にその際の基礎と追加
の割合を聞くと，だいたい決まって返ってくる返事は "1：1" というと
ころです．この日本人の "ゾロ目" と欧米人の "1：1"，何が違うので
しょうか？　私たちはその質問に対してまったく疑うことなく「アジア人

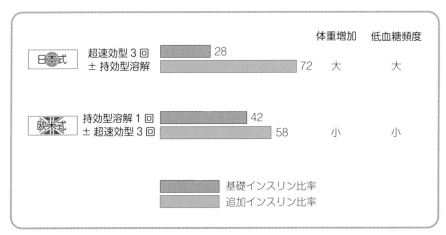

図6　追加インスリンから始める日本式導入法と基礎インスリンから始める欧米式導入法における基礎・追加インスリンの割合(%)
(Holman RR et al：N Engl J Med 2009：361：1736-1747 より作成)

と欧米人のβ細胞を比べるとアジア人では明らかにインスリンの分泌能が脆弱で，どうしても追加分泌が落ちてしまうため追加インスリンの使用量が多くなりその割合が高くなるのです」と答えてきました．本当にそうなのでしょうか？

4T研究では，その答えとなるデータが示されています．欧米人に対して欧米式（基礎インスリンが先）で導入した場合と，日本式（追加インスリンが先）で導入した場合，BBTにいたった症例の基礎インスリンと追加インスリンの比率が，**図6**に示すようにまったく異なっていたのです．なんと欧米人でも日本人式導入法を用いるといわゆる"ゾロ目"（基礎28％に対し追加72％）になっているではないですか！

つまりアジア人と欧米人の間にあるインスリンの基礎追加比率の違いの原因は，**人種差というよりインスリン導入方法の違いによって起こっている**とも考えられそうです．

つまり，どちらもBBTになったのですが，実は同じBBTではなかったのです．血糖コントロール，すなわちHbA1cには両群間に差はなかったのはすでに示したとおりです．しかし，基礎インスリンを十分に使用した欧米式の持効型溶解導入群のほうが日本式の追加型導入群に比べ，体重

増加が有意に少なく，低血糖も経過の総計では明らかに少なかったのです．このことはインスリン導入の際，持効型溶解インスリンを先に使うべきであるということでは決してありません．**追加インスリンを先に用いてインスリン導入する際でも，追加インスリンを単独ではあまり高用量まで使用し過ぎずに，タイミングよく基礎インスリンを併用する**ことが，効果・安全性の両面で重要であることを示していると考えるべきでしょう．
これらの結果に基づき，私たちはもともと超速効型優先で行っていたインスリンの入院導入は追加，基礎を始めから同時に使用することを原則とするようになりました．

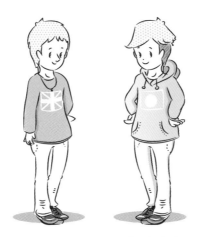

アジアと欧米ではインスリンの導入方法が違った

C　私たちの研究からみる最適なレジメンとは？：日本発，JUN-LANスタディ6から

　人種ということだけでなく，その導入法によってもインスリンの基礎追加比率が決定されるということが欧米人を対象とした4Tスタディで示されたのですが，それは私たち日本人でも同じことがいえるでしょうか？

　私たちはJUN-LANスタディ6において「持効型溶解インスリン（インスリングラルギン）を含む4回注射中の2型糖尿病患者のインスリン1日総量を変えず基礎比率を可能な限り上げる」という介入効果の検討を行いました．具体的には，超速効型インスリンとインスリングラルギンを用いた4回注射法を行っている2型糖尿病の患者を2群に分け，半分の症例はインスリンの1日総量は変えず追加インスリンを減らしてその分基礎インスリンを増やすという介入を行う群と，そのままの群の血糖コントロールを比較しました（図7）．具体例をあげて説明しましょう．たとえば図8に示すように1日3回超速効型インスリンを10単位ずつ，基礎インスリンを眠前に10単位使用している患者が介入群となった場合は，ま

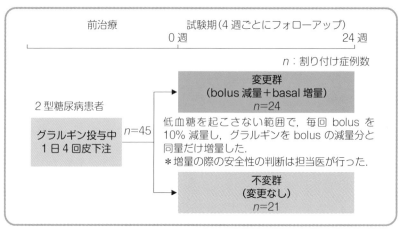

図7　BBT中の2型糖尿病患者における基礎／追加インスリン比率変更の影響
　　（方法）
(Tamaki M et al：Diabetes Res Clin Pract 2008；81：296-302 より引用)

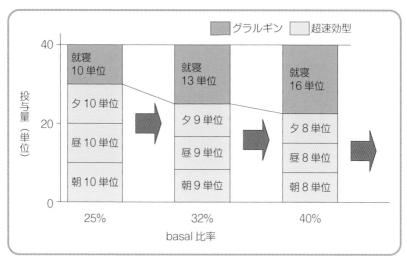

図8 BBT 中の2型糖尿病患者における基礎／追加インスリン比率変更の影響（基礎／追加インスリン比率変更の例）

ず超速効型インスリンを1単位ずつ減らします．合計3単位減るので，その分インスリングラルギンを増やして10単位から13単位にします．もちろんこの時点で夜間低血糖や早朝低血糖がないことを確認します．大丈夫であればさらに超速効型インスリンを減らし，空腹時血糖がまったく正常，低血糖を起こさないギリギリまでインスリングラルギンを増やします．この方法により1日の総単位数は40単位のままですが徐々に基礎インスリンの比率が上がります．

　その結果，**図9**に示すように全体に占める基礎インスリンの割合は日本人でも低血糖を増やすことなく欧米人と同様に30数％から50％程度までもっていくことができました．しかもその結果，対照の不変群と比較して血糖コントロールの有意な改善を認めました（**図10**）．追加インスリンを減らすことで危惧された食後や次の食前の血糖上昇はなく，むしろ改善する症例のほうが多かったのです．この結果はきっちりと基礎インスリンを補充したほうが超速効型インスリンの効果が高まるだけでなく，安定し，食後高血糖となりにくい状況をつくってくれているのだと思われます．

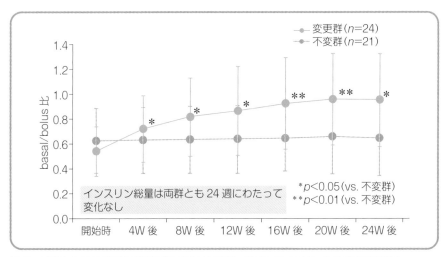

図9　BBT 中の 2 型糖尿病患者における基礎／追加インスリン比率変更の影響
（basal/bolus 比の変化）

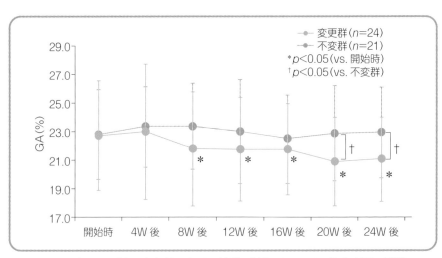

図10　BBT 中の 2 型糖尿病患者における基礎／追加インスリン比率変更の影響
（基礎／追加インスリン比率介入後の血糖コントロールの推移）

BOT とステップアップの実際（おさらいです）

BOT によるインスリン導入は，その簡便さと安全性から，経口糖尿病治療薬の効果不十分な 2 型糖尿病のインスリン導入法として最も注目されています．BOT による導入の実際のながれを私の経験をもとに一例として図にしてみました（**図 11**）．

❶ BOT は段階的にステップアップできる！

BOT の特色は単に導入を行うのが簡便，安全，それなりの効果があるという点はもちろんですが，**効果不十分の症例に対してもこれまで行ってきた治療を基本にしてステップアップができることにある**でしょう．「ダメならまた別の方法で！」というのは外来では大変です．

具体的には**図 11** のように持効型溶解インスリンをごく少量より開始します（3〜4 単位なら低血糖の心配はありません）．早朝空腹時血糖値が 110 mg/dL 以下になることを目安に，毎回 2 単位ずつ持効型溶解インスリンを増量します．必要な単位数は患者により大きく異なり，私の経験で

使用中の経口糖尿病治療薬はそのままで（ただし SU 薬は半量に減らす），毎日定時で打てる時間があればその時間に持効型溶解インスリンを 4 単位から上乗せ

↓

来院は空腹で．早朝空腹時血糖値を 110 mg/dL になることを目標に（高齢者は 130 mg/dL で OK），外来受診ごとに 2 単位ずつ増量

↓

血糖測定はインスリン導入 1〜2 ヵ月後から開始．空腹時を中心に測定してもらう．毎日測定できるなら 3〜4 日ごとに目標血糖値になるまで本人の判断で 2 単位ずつ増量可とする．ただし，増量は 8 単位ぐらいまでと上限を決めておく

↓

半年後から 1 年後，BOT で空腹時血糖値が目標達成，あるいはそれに近いところまできても HbA1c が目標以上（7.0％未満，ただし高齢者などは 8.0％未満，認知症などあれば 8.5％未満）であれば食前の追加インスリンを検討

図 11　BOT による導入の実際のながれ

は最少 4 単位，最大 64 単位でした．とにかく「何単位使用したら……」
という目安はなく，ゆっくり増量して空腹時血糖が正常に近くなる量が適
量なのです．

　持効型溶解インスリンをしっかり増量して空腹時血糖値が目標ラインに
達しても，HbA1c の改善が不十分な場合は，1 日 1 回からでもよいので
超速効型インスリンを少量 2〜4 単位追加します（basal-plus）．この際，
超速効型インスリンの増量は本当に少量から始めて，1 単位ずつゆっくり
行うのがよいでしょう．注射のタイミングは迷うことなく持効型溶解イン
スリンを打っている時間に合わせます．すなわち朝食前にグラルギンを注
射している場合は，同じタイミングで超速効型を追加します．夕食前や眠
前に持効型溶解インスリンを注射している場合は，夕食前に持効型溶解，
超速効型を同時に注射します．海外の論文（Raccah D：Diabetes Obes
Metab 2008：10（Suppl 2）：76-82）には，この 1 回足す超速効型イン
スリンのタイミングについての報告があります．これは，朝食前に足すか
heavy meal の時間（日本人ではたぶん夕食前でしょう）に足すかを比較し
たものですが，若干 heavy meal の時間に注射した場合の改善度のほう
が高かったようです．しかし，私は heavy meal の前に足すことを決し
て強制しません．わずかな改善度の差にこだわるよりも，**1 日注射のタイ
ミングを患者の注射しやすい 1 回にまとめてあげるほうが必ず注射のア
ドヒアランスが上がる**からです．まず少ない回数から開始が可能で，低血
糖も少ない．残念ながら BOT 自体はそれだけで良好なコントロールを得
られる達成率はあまり高くないですが，ゆっくり確実に超速効型を順次足
していけば，やがては良好なコントロールが得られる可能性は高いです．
さらに強調したいのは，患者に勧めやすい安全な BOT は，医師にとって
も始めやすい方法であるわけで，おそらくこれまで行われていた他のイン
スリン導入法よりもずっと早期に導入することが容易でしょう．そうすれ
ば内因性インスリン分泌能が残存しており，1 回のみの注射でも良好な血
糖コントロールが得られる可能性が高くなるのです．

❷ 実践編：どのようにインスリンの用量を決めていくのか？ 〜決め打ちのスライディングスケール〜

　BOTの場合は空腹時血糖値をみながら持効型溶解インスリンの用量を ゆっくり増やしていくのですが，超速効型インスリンも必要となると少し 話がややこしくなってきます．どのようにして日に何回も打つインスリン の量を決めていけばよいでしょうか？　よく話題になるのは，責任インス リンの考え方に基づく決め打ちとスライディングスケールの話です．ま ず，意外と多くの糖尿病非専門医に「これでよい」と信じられているスラ イディングスケールの問題点についてお話しします．

▪a スライディングスケールとはどのような方法か？　何を基準にインス リン量を決めるのか？

　それは「責任インスリン」の考え方，医師のみならず患者にも理解して ほしいインスリン療法の鉄則です．責任インスリンに基いた用量調節と は，今注射したインスリンがどの時点で効果を発揮して血糖値に影響を与 えているかということを考えながら，そのポイントの血糖値に基づき次回 からのインスリン投与量を決定あるいは修正する方法です．シックデイな どで食事がとれないときを除くとほとんどの場合，インスリン療法はこの 考え方で用量調節が行われるべきです．この考え方とは異なり，現在の血 糖値が高いのでその値に基づきインスリン量を調節する，スライディング スケールという方法があります．この手法は責任インスリンの考え方を適 応しにくい絶食やシックデイの患者が主な対象です．

　ところが，実際の臨床の局面で必ずしもこの2つの考え方が正しく使 い分けられているとは言いがたいように思います．とくにスライディング スケールは糖尿病非専門の医師を中心に大きく誤用されていると思われま す．スライディングスケールはもともと術前術後や摂食不能で持続点滴 （ブドウ糖±インスリン）などをしている場合，多少の血糖コントロールの バランスがわるいところの目を摘むというのが主な目的で行われるべきも のです．したがって，すでにしっかり食事がとれていて血糖値が高い患者 に対してはいわゆる「決め打ち」をするのが鉄則なのです．

　たとえば，**図12**のように食事療法だけでは血糖コントロールがわるい ので術前血糖コントロールのためにインスリン療法を始めるとします．ス

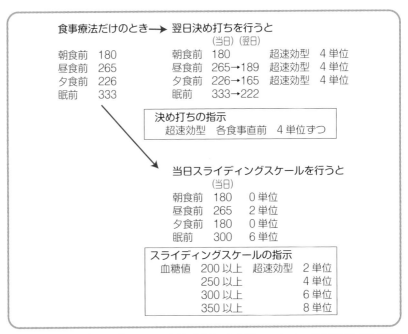

図12　スライディングスケールと決め打ちの血糖コントロールに及ぼす効果例

ライディングスケールの指示だと，朝食を食べるにもかかわらず朝の血糖値が200 mg/dL 未満のため超速効型インスリンを打つことはありません．そうすると相変わらず昼食前は高いままとなります．昼食前血糖値が高いのでここでは超速効型インスリンを打つことになり，すると夕食前がある程度低下して200 mg/dL 未満となります（図では180 mg/dL）．そうなるとこのタイミングでは超速効型インスリンをまたスキップ．すると，再び夕食を食べるので眠前の血糖値は一気に上がります．しかし，空腹時血糖値は少し下がるので翌日もまた同じ血糖パターンになり，このままではいつまでたっても昼食前と眠前の血糖値は低下しません．この方法を入院患者でインスリン投与法の指示として出しっぱなしにしておくことが，いかに不合理かはおわかりいただけたと思います．

　一方，同じ血糖値で超速効型インスリンの毎食直前4単位ずつの"決め打ち"の指示を出せばどうなるでしょうか？　各食前の血糖値にかかわらず食事をとって血糖値が上昇するのを抑えるという考え方で打つこの方

法では，**図12**のようにまだ十分ではありませんが確実に各ポイントの血糖値が下がります．4単位ずつを2～3日続けたら，この例では6単位ずつに増量すればかなり血糖値が改善することは容易に予想されます．この場合，朝の超速効型は昼前（あるいは朝食後），昼は夕前（あるいは昼食後），そして夕は眠前（あるいは夕食後）が十分低下するまでゆっくり観察しながら，それぞれの責任インスリン量を増やしていくことになります．確実に，良好な血糖コントロールのために必要なインスリンの投与量に近づいていくことでしょう．

20年を経て集積してきたBOTの限界点と注意点

　一世風靡といってもよい勢いでBOTを推奨する専門医が増え，簡便さからこれまでインスリン導入に消極的だった非専門医も「外来BOT導入」を盛んに行うようになりました．本書の初版もだいぶ読んでいただけたようです．しかし，4T研究の結果が示すように，1種類のインスリンだけではすべての患者がうまくいくわけではないのは自明の理でした．導入すればするほどBOTの限界というものを感じることもしばしばでした．また，気をつけないと低血糖が少ないはずのBOTで思わぬ低血糖が起こることも，その後の持続血糖モニター（CGM）の発達でみえてきました．BOTを行っていくうえでいくつか押さえておく必要があるポイントを列挙してみました．一つひとつを解説してみたいと思います．

❶ 空腹時血糖値があまり高くない患者にBOTはお勧めできない

　BOTはもちろん基礎インスリンのみを補充する方法ですから，ターゲットとなる血糖ポイントは空腹時血糖になります．一方，日本人，とくにやせ型の2型糖尿病の患者はHbA1cが8％台ぐらいの場合には空腹時血糖値はそれほど高くなく，食後高血糖が顕著になっている場合も多いです．ですから，そのような患者には使える基礎インスリンの単位数はかなり少なく，空腹時血糖値が正常近くなっていても朝食以降の血糖値は一日中高いということになってしまいます．インスリン導入を考慮する際は必

ずその患者の血糖プロファイルを思い描くことが重要であり，空腹時血糖値の高くない患者に BOT は間違いとはいいませんが，期待値は低いことを知っておく必要があるでしょう．

❷ BOT は 3 回打ちの代用にはならない：ステロイド糖尿病に使わないで！

　最近，当科の入院チームの若い医師がステロイド糖尿病で速効型インスリン 3 回注射によりコントロール良好となっているのに，「1 日 3 回も注射はできない」と患者にいわれて，「では 1 回でお願いします」と BOT に変更したケースがありました．これは先ほどの「間違いではないが」，ではなく，明らかに間違いと考えます．多くのステロイド糖尿病では昼以降の食後，食前高血糖が特徴です．空腹時血糖値はむしろ低めのこともあります．そんな患者に基礎インスリン 1 回注射で何とかしようとしても朝一番の血糖値が下がるだけで HbA1c が改善しないだけでなく，夜間や早朝のひどい低血糖を起こしてしまう危険性があるのです．とくにインスリンを用いる場合に高齢者の血糖コントロール目標が高めでよいことになったことを誤解して「回数を減らしてもよい」と捉えるのは絶対に避けるべきと思います．

❸ BOT はかなり太る

　インスリンのアンメットニーズは低血糖とともに体重増加が有名です．さまざまなデータをみると体重増加が著しいのは BBT となっていますが，現実に BOT をやっていると負けず劣らず体重が増加していくことが多いです．**とくに一番わるいパターンは空腹時血糖値を treat to target しようとしてどんどん基礎インスリンを増やしていくと体重が増え，そのためインスリン抵抗性が増してさらにインスリン必要量が増え，さらに treat to target の target が遠くなるという悪循環**です．もともと過体重の患者で当てはまるパターンで，これは後に述べる GLP-1 受容体作動薬との配合剤に変更するか，減量効果の強い GLP-1 受容体作動薬や GIP/GLP-1 受容体作動薬を上乗せ（場合によっては段階的な変更もアリ）

するのがよいと思います.

④ 夕食が遅くて過食な患者の treat to target やり過ぎは危険

　若年の患者では仕事が遅く，また，遅い時間に過食になってしまうのは
よくあるパターンです（あってほしくないが）. そのような場合，夕食で上
昇した血糖値が翌朝まで持ち越してしまい，かなりの高血糖になってしま
います. そのような血糖プロファイルを示す患者に **BOT で treat to
target するととても太りやすいだけでなく，たまたま食事が早い時間に
できて，その量も控えめであるとその深夜や翌日の早朝などにひどい低血
糖を起こす可能性**があります. そういう傾向がある患者を見出す方法はも
ちろんその患者の生活パターンをよく聴取すること，夜の過食はないかを
確認すること，もっと突っ込めば空腹時血糖値がかなり高い日の前日の具
体的な夕食の時間と内容を聴取するようにしたいものです.「覚えていな
い」といわれたら，SMBG の空腹時血糖値に着目してください. 一般的
に 1 型糖尿病と異なり 2 型糖尿病でとくに太めの患者は朝の血糖値はそ
れほど変動がありません. しかし，夜の過食が不定期にあると，ある日は
90 mg/dL，またある日は 200 mg/dL というようにかなりばらつくよう
になるはずです. そういう患者では BOT の投与量は低いほうの血糖値，
すなわち 90 mg/dL にあわせるようにするべきでしょう.

⑤ ステップアップは追加インスリンを使う前に未使用の経口薬や GLP-1 受容体作動薬を試してみる

　BOT のステップアップは当初，追加インスリンの段階的追加が常識的
でしたが，その後 SGLT2 阻害薬や使用しやすい GLP-1 受容体作動薬の
発売などもあり，まずはそのような手札が残っている患者には積極的に使
用してみることが一般的となっていますし，実際に追加インスリン以上に
効果的なことも多いです. 要は何でもやってみること，短期間でその効果
を判定して次のステップに移ることが重要です. 経口薬の併用については
「Ⅵ-B. 注射療法に経口血糖降下薬を併用する」で詳しく述べたいと思い
ます.

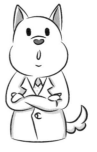

V インスリンと GLP-1 受容体作動薬，そしてその配合剤を使い分ける！

　前述のとおり，欧米糖尿病学会は注射療法の導入法では最初に GLP-1 受容体作動薬を使うことを勧めています．欧米では過体重の患者が大部分を占めているからでしょう．はたしてわが国の 2 型糖尿病患者の注射導入は同様でよいのでしょうか？　欧米の臨床研究をみてもわかるように 2 型糖尿病患者の平均 BMI はどの試験でも 30 を超えています．一方，アジア圏での臨床試験に目を移すと 25〜26 台ぐらいが一般的です．さらに個々の患者や高齢者ではむしろやせ型，BMI で 22 を切るような患者も少なくありません．そこで私は 2 つの製剤を使い分けるフローを考えてみました．

A GLP-1 受容体作動薬をファーストインジェクションとする対象患者は？

　先に述べたように，欧米のガイドラインでは経口糖尿病薬 2〜3 剤でもコントロール不十分な 2 型糖尿病のファーストインジェクションは GLP-1 受容体作動薬となっています．日本人 2 型糖尿病患者では同じことがいえるのでしょうか？　数ある GLP-1 受容体作動薬のうち，どれを使用すればよいのでしょうか？

　日本人における GLP-1 受容体作動薬の処方は，発売当初はかなり限定的でした．しかし，現在ではどのような患者でも使用できるようになったことに加えて，週 1 回製剤が選べるようになったおかげで徐々にその処方量が増えています．基礎インスリンと比べて GLP-1 受容体作動薬が日本人でもファーストインジェクションにふさわしいという理由はすでに「Ⅱ．注射療法の外来導入を始めるためのキホンを学びましょう！」で述べましたが，そうでない例を考えることも大事です．GLP-1 受容体作動薬がふさわしくない患者として考えられる患者は以下のとおりです．

　①やせ型の患者．とくに BMI 22 を切るような場合．高齢者はそれ以

　　上の BMI でも要注意
　②血糖コントロールがきわめてわるい患者（とくに代謝失調の傾向にあ
　　る患者）．エビデンスはないが HbA1c10％以上
　③内因性インスリン分泌が高度に低下している患者

基礎インスリンと GLP-1 受容体作動薬の配合剤の common sense と new philosophy

　　どちらを先に？　などといっている間に基礎インスリンと GLP-1 受容
体作動薬の配合剤が 2019 年に発売されてしまいました．インスリン関
連の配合剤といえばこれまでアスパルトとデグルデクの配合剤，ライゾデ
グがありましたが，これは分子構造が違うインスリンどうしの配合剤．イ
ンスリンと別の注射薬の配合剤は初めてです．まずは配合剤について少し
おさらいしましょう．

　　配合剤といえば，降圧薬や経口糖尿病治療薬ではすでにかなり頻用され
ていると思います．それらの常識的な使用方法（common sense）は，
　①配合剤の成分のどちらか単剤を使用していて効果が不十分の場合，も
　　う 1 剤を追加する代わりに配合剤を処方
　②配合剤の成分の両方の薬剤を同時に使用している状況でそれぞれの使
　　用量割合が配合剤とほぼ一致した場合，一つにまとめる処方
といった場合でしょう．つまり既存の治療のアドヒアランス向上や薬剤費
負担の軽減，治療のアップグレードをスムーズに行うことを可能にすると
いうのが主な使用価値あるいは存在理由であったと考えます．基礎インス
リンと GLP-1 受容体作動薬の配合剤についても同様で，とくに基礎イン
スリンからの切り替えに使用する機会は多いと思われます．

　　しかし，新しい配合剤は**経口糖尿病治療薬効果不十分な 2 型糖尿病患
者にファーストインジェクションとして使用すること**が添付文書上も認め
られています．実は配合剤というと新薬というイメージがわかないのです
が，2 種類の注射薬を混合して徐々に増量するという投与方法はこれまで
なかった初めての経験なのです．実際，配合成分のうちどちらがよく効い
ているのかはこの方法ではよくわからないし，副作用が起こってもどちら

B. 基礎インスリンと GLP-1 受容体作動薬の配合剤の common sense と new philosophy

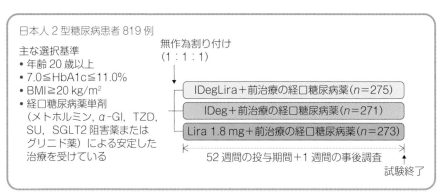

図1　DUAL JP1：試験のデザイン
(Kaku K et al : Diabetes Obes Metab 2019 ; 21 : 2674-2683 より引用)

が原因かわかりません．こんな使い方は邪道ではないかと私も最初は思いました．米国ダラス糖尿病研究センターで注射薬の臨床研究では大御所のRosenstock 先生にこのことを質問しました．すると「new philosophyだよ」と一言解答がありました．new philosophy の意味は次に示すデータをみると理解できると思います．

　DUAL JP1 試験はわが国において行われたデグルデク／リラグルチドの配合剤 ゾルトファイのフェーズ 3 の試験です．対象患者は注射薬未使用，多剤効果不十分な 2 型糖尿病です．デグルデク単独，リラグルチド単独，配合剤の 3 群に無作為割り付けして HbA1c の低下度を主要評価項目とし，体重変化，低血糖や消化器症状を含む副作用頻度などを副次項目として 52 週間にわたって行われました（**図 1**）．配合剤とデグルデクは空腹時血糖値を 72〜90 mg/dL の目標としてタイトレーションし，リラグルチドは 0.3 mg より開始して毎週 0.3 mg 増量し，ほぼ全例 1.8 mg で加療しました．

　結果は図 2 に示すとおり，ゾルトファイは構成成分を単独で投与した2 者に比して HbA1c を有意に低下させていました．それにもかかわらず体重はデグルデクほど増えず，低血糖は半分以下，さらに消化器症状はリラグルチド単独投与より少なかったのです（図 2，図 3）．まさにいいことづくめではないでしょうか？

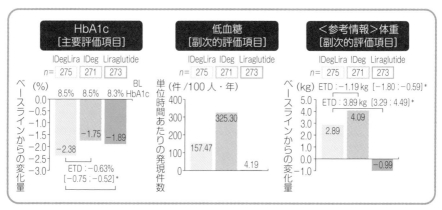

図2 DUAL JP1：主要な臨床成績
(Kaku K et al：Diabetes Obes Metab 2019；21：2674-2683 より引用)

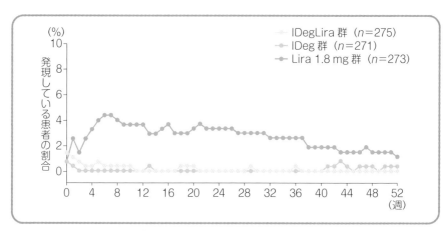

図3 DUAL JP1：悪心が発現した患者の割合
(Kaku K et al：Diabetes Obes Metab 2019；21：2674-2683 より引用)

❶ new philosophy：今までの配合剤の概念を考え直してみる

　　DUAL JP1 試験の結果より，日本人2型糖尿病患者においてこの配合剤が既存の基礎インスリンや GLP-1 受容体作動薬のアンメットニーズを克服する優れた作用を有しているとことが一目瞭然となりました．**単なる「混ぜたもの」というより，2つの注射薬の「カクテル」になることで効**

B. 基礎インスリンと GLP-1 受容体作動薬の配合剤の common sense と new philosophy

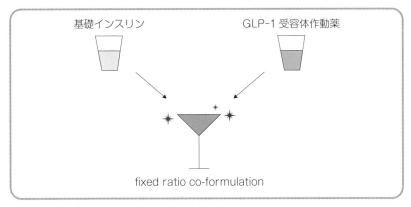

図4　新しい配合剤は例えればカクテルのようなもの

果を高め合い，副作用を打ち消し合う「新規の注射薬」，あるいは「スーパー基礎インスリン」と考えるべきではないかと思われます．インスリンの強力な血糖コントロール改善作用と GLP-1 受容体作動薬の減量効果と低血糖低減効果が相まみえることにより，単剤で開始するよりもより質の高い安全な血糖コントロールが可能となるのです．言い換えてみれば A というお酒と B という飲料を混ぜてできるカクテルはそれぞれを混ぜただけとはいえない素敵な魅力があるのと似ているかもしれません（図4）．

　そもそもこれまでは基礎インスリンでまず treat to target を行った後，GLP-1 受容体作動薬を上乗せするか，あるいは GLP-1 受容体作動薬を最大量使用した後に基礎インスリンを上乗せしていたわけで，配合剤のように両方の製剤を少しずつ増やしていくという使い方は配合剤あっての使用法となるのです．「どちらの効果が出ているのか？」「どちらの副作用なのか？」がわかりにくいこのような使い方を邪道だと即断するのではなく，新しい考え方，new philosophy をもって使用してみたいものです．

❷ 主治医に treat to target の自信と勇気を与えてくれる配合剤の潜在力

　ということで new philosophy で使いたい配合剤，これだけよいのならもちろん common sense 的にももっともっと使いたいですよね．つま

り今までどおりの配合剤の使い方です．実際，私自身がこの新しい配合剤の恩恵に浴した患者，実は common sense 的な配合剤の使い方で得られたケースが最も多かったと思います．もともと基礎インスリンを使用している患者からの切り替えです．basal-bolus therapy（BBT）でも basal supported oral therapy（BOT）でも構いません．実際私の患者では BOT からの切り替えはもちろんなのですが，BBT の基礎インスリンを配合剤に変えることでうまくいった例が多かったです．実際に私が経験した症例をご紹介しましょう．

症例

43 歳女性，罹病歴 12 年，身長 153 cm，体重 68 kg

経口糖尿病治療薬多剤無効にて 4 年前に入院での BBT を導入しました．血糖コントロールが改善し，退院の際のインスリン量はアスパルト 8-6-6，グラルギン 10 単位でした．退院後初回外来での HbA1c は 7.2％と改善するも徐々に食事療法が乱れて HbA1c 8.9％，空腹時血糖値は 195 mg/dL とコントロールは再び悪化．体重も退院後から 5 kg 増加しており，インスリンは同量のまま SGLT2 阻害薬を併用しました．しかし，効果は限定的でした．ここで空腹時血糖値を下げるべく基礎インスリンをしっかり treat to target したいのですが，どうも「**基礎インスリンをこれ以上増やすと増やしただけ太ってしまうので食事療法で何とかするしかない**」という考えが頭を占有し，十分に増やさないままに時が過ぎるというクリニカルイナーシャ*に陥っていました．

そこで**体重が増えにくく低血糖も起こりにくい基礎インスリン**があれば，躊躇することなくこのような過体重が問題の糖尿病患者でも思いきって treat to target できますね．配合剤はもちろん配合剤ですが，優れた基礎インスリンと考えて使う．患者にも「食欲を抑えてくれるかもしれなくて，太りにくい，低血糖の起こりにくい基礎インスリンに変更しましょうか？」と説明してグラルギンをゾルトファイに切り替えました．それまで 10 単位だったグラルギンですが，ゾルトファイに変更して 18 ドーズまでしっかり増やすことができました．体重増加は起こりませんでしたが，低血糖は昼食前に何度か起こりました（**図 5**）．これはゾルトファイによる低血糖というよりも基礎インスリンが十分に補充された結果，過量となったボーラスインスリンのせいで起こったものと思われます．ちゃんと朝のボーラスインスリンを減らすことにより低血糖はその後まったく起こりませんでした．BBT のような 4 回注射にさらに GLP-1 受容体作動薬を上乗せするのは多くの患者が抵抗感をもつと思いますが，「優れた基礎

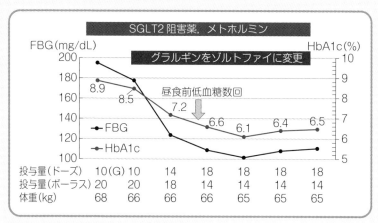

図5　BBT の基礎インスリンを基礎インスリン /GLP-1 受容体作動薬の配合剤に変更した症例の臨床経過

インスリンに変えましょう！」という誘い文句はかなり患者の受け入れがよくなります．何より主治医である私をクリニカルイナーシャから解放し，しっかりと treat to target する自信と勇気を与えてくれたのが配合剤のもつ潜在力だと思いました．

＊クリニカルイナーシャ（clinical inertia）：治療目標が達成されていないにもかかわらず，治療が適切に強化されていない状態

❸ 2 種類ある配合剤の使い分け

　現在発売されている配合剤はインスリンデグルデクとリラグルチドの配合剤ゾルトファイに加え，インスリングラルギン U100（100 単位 /mL 製剤）とリキシセナチドの配合剤ソリクア（Watada H et al : Diabetes Care 2020 ; 43 : 1249-1257 ; Terauchi Y et al : Diabetes Obes Metab 2020 ; 22 Suppl 4 : 14-23）が使用可能です．それぞれの配合剤のインスリンと GLP-1 受容体作動薬の配合比は**表 1** のとおりです．

　2 つの製剤を比べると，最大用量で使われる GLP-1 受容体作動薬の量に対する基礎インスリンの単位数はゾルトファイのほうがずいぶん多いよ

表1　持効型溶解インスリン／GLP-1受容体作動薬配合剤の最大量使用時の配合用量

	基礎インスリン	GLP-1受容体作動薬
ゾルトファイ	デグルデク50単位	リラグルチド1.8 mg
ソリクア	グラルギンU100 20単位	リキシセナチド20 μg

(弘世貴久：教科書やガイドラインではわからない！　糖尿病薬物療法の裏ワザ，豆知識，南江堂，東京，2020より引用)

うにみえます．つまり，1日1回注射でGLP-1受容体の最大用量を使いたいときにソリクアでは基礎インスリン20単位で投与できるのに，ゾルトファイでは50単位打たなければならないことです．しかし，リラグルチドは発売以来，わが国では0.9 mgを最大用量として使用してきたので，50単位というより25単位で最大量投与できるというのが実際の臨床家にとっての感覚ではないでしょうか．それでも一般的な日本人の基礎インスリン量としては25単位というのは多いほうかもしれません．しかし，実際当科の外来通院中の2型糖尿病患者で基礎インスリンとリラグルチドを併用している50数名の基礎インスリンとリラグルチドの使用比率を検討すると，リラグルチド0.9 mgに比し基礎インスリンの投与量は20単位程度でした(岩田ら：第58回日本糖尿病学会関東甲信越地方会プログラム・抄録集，当院2型糖尿病患者におけるリラグルチドと基礎インスリン併用療法の実態調査2021，75)．もちろんこれは平均値であって，これより基礎インスリン量が多い患者も少ない患者も存在しました．基礎インスリンの必要量が多い患者ではちょうどよさそうですが，少ない患者，たとえば，基礎インスリンの所要量が10単位ぐらいの患者ではGLP-1受容体作動薬の量が少なくなってしまう可能性があります．一方ソリクアは肥満が強く，インスリンの必要量が20単位を超えてしまうような患者では，上限が20単位なので頭打ちになり逆に十分なインスリンが投与できないという，これはかなり厳しい状況となってしまいます．**ゾルトファイは肥満があり，必要インスリンが多くなりそうな患者，そしてソリクアは20単位以内で済む，肥満気味ぐらいまでの患者を想定する**のがよいかもしれません．ただし，これまで経験してきた基礎インスリンとGLP-1受容体の比率というものはどちらかの注射剤を最大限に使用しても効果不十分な場合にもう一方を足すという形で決まってきたので，配合

剤のように両者を少しずつ増やした場合とを比べてもあまり意味はないのかもしれません．

 2型糖尿病患者における注射療法導入のながれ

さて，役者が増えてますます話が難しくなってきましたね．

はたして経口糖尿病治療薬を何剤か使用しても血糖コントロールの改善が不十分な患者に最初に使用する注射剤を，どのように使い分けるのがよいでしょうか？

エビデンスに基づくとはいいがたいですが，この「新しい基礎インスリン」を含めた2型糖尿病患者の注射療法のフローを私案ではありますがつくってみました（**図6**）．

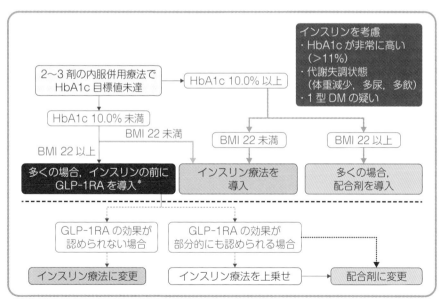

図6 糖尿病患者における注射療法導入のながれ—3種類の注射薬をどう使い分ける？（私案）

*とくにBMI 25以上の場合はオゼンピックやGIP/GLP-1受容体作動薬のマンジャロの選択を推奨．

　この 3 つの注射薬の使い分けを患者の BMI とコントロール状況によってフローチャートにしてみました．欧米のフローに従い日本人であっても**BMI が標準以上であれば GLP-1 受容体作動薬を第一選択**にしたいと思います．とくに BMI が 25 あるいはそれ以上の肥満のある患者には，減量効果の高いオゼンピックやマンジャロ（正確には GIP/GLP-1 受容体作動薬）を考慮しましょう．ただし血糖コントロールは HbA1c 10％未満としましょう．同じコントロール状況でも **BMI 22 を切る肥満のない，あるいはやせ型の患者には基礎インスリンを選びます**．これは HbA1c が 10％以上であっても同じです．一方**コントロールが不良で HbA1c 10％以上を示し，体重もオーバーとなっている患者には最初から配合剤を使用**しましょう．基礎インスリン単独よりもコントロール改善効果があるし，体重も増えにくい，低血糖も少ないのですから躊躇する必要はまったくありません.

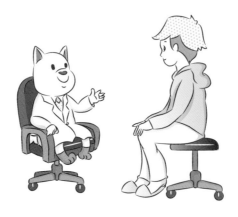

コラム　今さらながらの混合型インスリンの3回注射を用いたインスリン外来導入：ヒューマログミックス50注の3回注射

　若い方はもしかしたら知らないかもしれない話です．持効型溶解インスリンを使用したBOTの台頭の陰で徐々に衰退していった注射療法があります．それは間違いなく混合型2回注射でしょう．もう30年ほど前，私も入院導入しか経験のないときにはこの2回注射法を大学で学び，昼に注射しなくてよいきわめて優れた方法であると信じていました．しかし，この方法は入院という規則正しい生活が約束された状態では確かに優れているのですが，いざ退院して生活リズムがバラバラになってしまうと一気にコントロールが悪化，にもかかわらず逆に頻回に低血糖を起こしてしまうのです．ところが2005年3月，日本イーライリリー社から超速効型インスリンの混合率50％の混合型インスリン，ヒューマログミックス50注が発売され私の混合型インスリンに対する考え方が大きく変化しました．当時の保険適用はこのインスリンも混合型インスリンのひとつとして1日2回の使用となっていましたが，私はその高い超速効型成分比率に着目し，「このインスリンは3回注射のための製剤だ」と確信しました．そこですぐに外来導入に「3回注射」でさまざまな2型糖尿病患者に使用してみました．そのなかでも使用機会が最も多かったのはソフトドリンクケトーシスをきたしたコントロールのわるい初回指摘の患者です．ソフトドリンクケトーシスでは基礎インスリンだけでも追加インスリンだけでもなかなか血糖値を制御することは難しいと思います．多くは糖毒性により基礎も追加もいずれのインスリン分泌もかなり不足状態になっているからです．しかし，外来でいきなりBBTを導入するのは難しいです．その点，ミックス50注は1種類で3回注射すれば準BBTとなるので便利です．コントロールの改善も著明でした．そんなこんなでこの方法，内緒ですが今でも私の外来患者には10人弱いるんですよ．

コラム　経口GLP-1受容体作動薬は注射嫌いの患者のための代替薬か？

　経口インスリンはずいぶん以前からまだかまだかと期待されてきましたが，本書を書いている時点ではまだまだ先は見えていません．そんなことをいっているうちにインスリンよりもずっと「若い」注射薬，GLP-1受容体作動薬の経口薬が2021年に発売されました．週1回注射でその有効性がかなり高いことが実証されているセマグルチド（商品名オゼンピック）の経口薬，リベルサスです．注射薬がテーマの本書ですが，この経口薬についてはスルーするわけにはいかないのでお話しします．

　経口セマグルチドは本来経口投与できないポリペプチドですが，高用量

のセマグルチドを SNAC という胃壁からの透過性を上昇させる物質と混ぜあわせて投与することにより胃静脈より吸収されます．オゼンピックの通常用量が週 1 回 0.5 mg ですので，リベルサスの 1 日通常用量 7 mg は 1 週間で 49 mg となります．つまり約 100 倍のセマグルチドを投与して同様（実際はやや弱い）の効果となるわけですから，経口投与による吸収効率がいかにわるいかがわかります．しかも，ちゃんと吸収させるためには起床時空腹の状態で 120 cc 以内の水で飲み 30 分間はいかなる経口摂取も禁止です．「こんな面倒な薬，ちゃんと飲んでもらえるのかな？」とちょっと思いました．それでも注射嫌いの患者には大きな福音となったのではないでしょうか？　私の外来の担当患者でも週 1 回の GLP-1 受容体作動薬ですら「注射は何があっても勘弁してください」という方がいて，そういうわりには食事のコントロールができておらず困っていたのですが，リベルサスが発売されたので，「これまで注射薬でしか使えなかった GLP-1 受容体作動薬という薬が飲み薬としてでも使えるようになりましたよ」とお伝えすると「それなら大丈夫です」と二つ返事で了承を得られました．この患者には GLP-1 受容体作動薬は絶対効くだろうと何となく予感していましたが，リベルサス 3 mg から開始して 7 mg に増量することにより体重は 5 kg 減，HbA1c は万年 8％台の方でしたが 6％台を達成しました．でも，このような患者はそれほどたくさんいるわけではありません．なぜなら週 1 回注射を勧めるとこちらが思う以上に患者の承諾度は高いからです．では，この経口薬の存在価値はどこにあるのでしょうか？

　すでにこれまで GLP-1 受容体作動薬の有益性についてはいろいろと記してきました．そのなかでも特筆したいのはやはり食欲，満腹感を調節して減量を達成しやすいことです．実際，血糖コントロールを素晴らしく改善してくれる薬剤はかなり上市されてきましたが，食欲にまで作用してくる糖尿病治療薬はこれだけです．そもそも血糖だけをコントロールしても高血圧，脂質異常症，脂肪肝などが残ったままでは糖尿病のコントロールとしては片手落ちとなってしまいます．ですから，減量によりそのような問題点を同時に解決してくれる可能性のある薬を，注射薬という理由でかなり後ろのステージで使用せざるを得なかった状況が解決したといえるのではないでしょうか？　2 剤，あるいは 3 剤目の経口薬として，とくに肥満患者にはなるべく早期に投与を考慮するべき薬といえるでしょう．

経口 GLP-1 受容体作動薬を本当に飲んでくれるのか？：内服方法と服薬アドヒアランス

　1つ前のコラムに書いたように経口 GLP-1 受容体作動薬はその服用方法がトリッキーなので，結局アドヒアランスが上がらずに実際の臨床効果が現れにくいのではないかとお考えの医療従事者も多いと思います．しかし，私はこの臨床データをみて，恐らく大丈夫だと確信しました．今流行りのリアルワールドエビデンスです．ご紹介するのは欧州の数国の2型糖尿病患者を対象に行われた IGNITE 研究です（Aroda VR et al : Diabetes Obes Metab 2021 ; 23 : 2177-2182）．カルテベースの調査により半年以上経口セマグルチドを使用した患者 782 名に対し，投与開始時を Day0 としてその前後での HbA1c の変化を主要評価項目としていますが，初めての薬剤投与の患者から経口薬やインスリンへの併用，注射剤の GLP-1 受容体作動薬からの切り替えなど前治療はさまざまなのであまり主要評価項目には興味がわきません．実際には 8.2 ％から 7.2 ％への改善があり，効果があるのは確かなようです．しかし，私が注目したのは全体での結果ではなく経口セマグルチドを注射薬の GLP-1 受容体作動薬から変更した患者群の結果です．

　論文中には投与前の背景別の HbA1c の改善度として**図7**に示されています．そのうち，右端2つの棒グラフはもともと GLP-1 受容体作動薬を使用していなかった 154 例と使用していた 57 例でそれぞれ 8.4 ％から

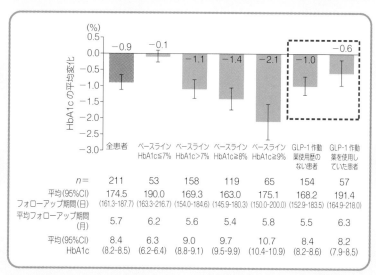

	全患者	ベースライン HbA1c≦7%	ベースライン HbA1c>7%	ベースライン HbA1c≧8%	ベースライン HbA1c≧9%	GLP-1 作動薬使用歴のない患者	GLP-1 作動薬を使用していた患者
n=	211	53	158	119	65	154	57
平均(95%CI) フォローアップ期間(日)	174.5 (161.3-187.7)	190.0 (163.3-216.7)	169.3 (154.0-184.6)	163.0 (145.9-180.3)	175.1 (150.0-200.0)	168.2 (152.9-183.5)	191.4 (164.9-218.0)
平均フォローアップ期間 (月)	5.7	6.2	5.6	5.4	5.8	5.5	6.3
平均(95%CI) HbA1c	8.4 (8.2-8.5)	6.3 (6.2-6.4)	9.0 (8.8-9.1)	9.7 (9.5-9.9)	10.7 (10.4-10.9)	8.4 (8.2-8.6)	8.2 (7.9-8.5)

図7 IGNITE 研究（経口セマグルチド（リベルサス）の効果後ろ向き検討）：投与前の背景別の HbA1c の改善度

1.0％，8.2％から0.6％，半年間で改善しています．使用していなかった群のほうでより改善度が高いということを私はいいたいのではなく，GLP-1受容体作動薬の注射薬から切り替えても0.6％改善しているということです．これは控えめに解釈しても「注射薬から切り替えてもわるくならなかった」とぐらいはいえるでしょう．前後比較なので統計的にはかなり「弱い」といえるかもしれません(しかも「後ろ向き解析」です)．でも，この「後ろ向き」が大事ですよね．もし「前向きに注射薬を経口薬に切り替えるという研究をやるからご協力を！　研究承諾の署名を！」と主治医がやると，患者は「研究かぁ～，ちょっと頑張っていいとこ見せよか！」ということになり，本来アドヒアランスがわるい薬を頑張って飲むという「バイアス」がかかるかもしれません．ところが後ろ向きだと普段の診療のなかでの切り替えになるのでそこまで「バイアス」はかからないし，この薬を本当に飲んでもらえるのかどうかという真実がより見えやすいと思います．つまり，私たちが危惧しているよりこの経口薬のアドヒアランスは意外にわるくないといってよいのではないか，とこのデータは語っているように思います．

VI これであなたもインスリンマスター

基礎インスリンや GLP-1 受容体作動薬，あるいは配合剤を初めて導入した患者の多くは顕著な血糖コントロールの改善が認められると思います．めでたく HbA1c 7.0％未満を達成する患者もいるでしょう．しかし，1日1回，あるいは週1回の注射はおろか1日4回の注射をしてもうまくいかない患者はいます．その多くは食事療法の実行がかなり難しい患者，あるいはほとんど一日中身体を動かさない患者などでしょうか？　これらを修正することはそもそもインスリン導入云々ではなく糖尿病治療そのものですので，書きたいことは山とありますが他書に譲りたいと思います．そのうえで何ができるでしょうか？　まず進化を続けるインスリン製剤の使用法の注意点や併用薬について話を始めましょう．

進化するアナログインスリン製剤を有効活用するために最低限行わなければいけないこととは？

新しいインスリンが発売されるといつも「これで糖尿病患者のコントロールがよりよくなる」と考えるのは当然ですが，インスリンを切り替えるだけではダメなことを知っておく必要があります．ここでは，最近発売されたばかりの超々速効型インスリンを例に説明しましょう．

超々速効型インスリン，正式にはそうはよばず「新規の超速効型インスリン」とよぶのが正しいそうですが，それでは特徴が表せていないので本書では超々速効型インスリンとよばせていただきます．このインスリンは，既存の超速効型インスリンとインスリンそのものは一緒なのですが，添加物が加えられておりこれらが血管への透過性を亢進させたり，血管を拡張させるためインスリンの皮下からの吸収が早くなり急峻な食後血糖上昇を抑えることができるといわれています．（表1）．

実際にこれらのインスリンを1型糖尿病の患者に1回皮下注射した場合の食後血糖上昇を，健康成人や既存の超速効型インスリンを使用した者

表1　わが国で使用可能な超々速効型インスリン

一般名	商品名	添加物
F インスリンアスパルト	フィアスプ注	ニコチン酸アミド，L- アルギニン
F インスリンリスプロ	ルムジェブ注	クエン酸，トレプロスチニル

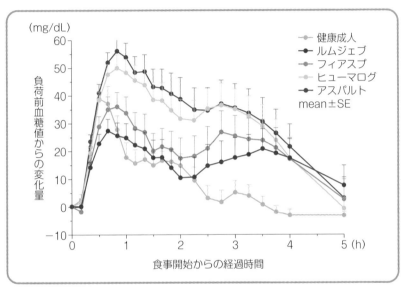

図1　健康成人と比較した，各インスリン製剤における食事負荷後の血糖上昇
　　幅抑制作用
(Heise T et al : Diabetes Obes Metab 2020 ; 22 : 1789-1798 より引用)

と比較してみたのが**図1**です．

　ご覧のように既存の超速効型インスリンではまだまだ正常の食後血糖値
が達成できていないのに対して，**超々速効型インスリンは健康成人の食後
血糖パターンと遜色のない血糖パターンを実現させています**．普段の
SMBG ではあまりチェックしない食後血糖値がとても改善しているのが
わかりますが，このような超々速効型インスリンの効果を体感するために
は1点注意が必要です．では，それを**図2**で示しながら解説しましょう．

　図1にも示したように，既存の超速効型インスリンでは食後血糖上昇
の抑制がいくぶん不十分となります．とくに1型糖尿病では顕著でしょ

A. 進化するアナログインスリン製剤を有効活用するために最低限行わなければいけないこととは？

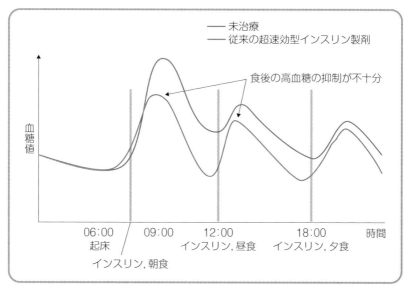

図2　既存の超速効型インスリンでは食後血糖上昇が十分抑制できない

う．そこで，**図3**のように超速効型を増量すると食後血糖上昇は抑制されますが，次の食前血糖値が下がり過ぎて低血糖になります．実臨床では超速効型の注射量はまずは次の食前や眠前の血糖値に合わせてその責任インスリンを増減していますから，ここまで介入することは現実にはありません．

　一方，超々速効型インスリンを従来の超速効型インスリンと同量で切り替えると確かに食後血糖上昇は抑制されますが，作用時間が短いため次の食前血糖値が既存の超速効型インスリンを使用していたときよりも上昇してしまいます（**図4**）．実臨床では食後血糖値をそれほど頻回には測らず，食前血糖値をモニターしている場合が多いので患者は「新しいインスリンに変えたら血糖値が上昇した！」とダメ出しされるかもしれません．もちろんHbA1cは改善しません．そこで，**超々速効型インスリンの注射量を1～2割増しで注射すると，食後の血糖上昇がさらに抑えられるだけでなく次の食前血糖も切り替え前の超速効型のレベルまで改善が望める**でしょう．結果として超々速効型インスリンは割増して注射することにより，よりフラットな血糖プロファイルを得られることになるのです（**図5**，**図6**）．

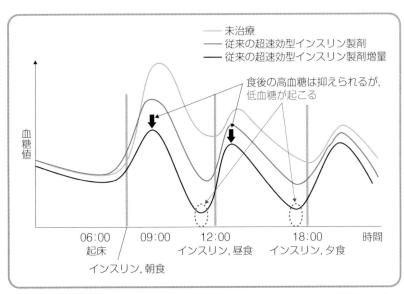

図3 従来の超速効型インスリンで食後血糖をさらに改善しようと増量すると,次の食前に低血糖を起こすのでこれ以上実際には増やせない

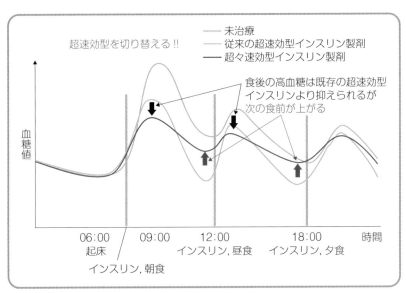

図4 同量の超々速効型インスリンに切り替えると食後血糖上昇は抑制されるが,次の食前血糖値は上昇する

A. 進化するアナログインスリン製剤を有効活用するために最低限行わなければいけないこととは？

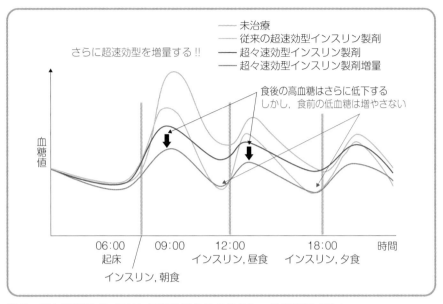

図5 超々速効型インスリンに切り替えるのならしっかり増量する！

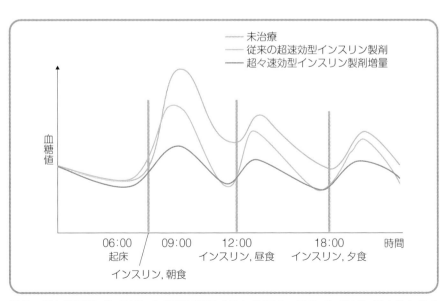

図6 超々速効型インスリンを有効に利用するためには，元のインスリン量よりも多く打つ必要がある！

　このことは基礎インスリンにもいえることです．先にも示したように，よりフラットでより長時間効果を保つことができる基礎インスリンに変更するときは以前使用していた投与量よりさらに攻め込むことができる＝増量できる．いや増量しなければ意味が半減してしまうのです．

B　注射療法に経口血糖降下薬を併用する

　私が研修医のころは，インスリン療法といえば最終段階の治療であり，経口薬はすべてやめてインスリンのみで治療するのが本流でした．とくにスルホニル尿素（SU）薬などを併用すると「せっかくインスリン療法でβ細胞を休ませているのに，SU薬で分泌刺激したら元も子もない．負担になるから中止すべきである」と習ったのを記憶しています．しかし，前述のように最近，多くの非専門医も安全かつ効果がある程度得られる basal supported oral therapy（BOT）では，避けるどころか経口薬と基礎インスリンをセットで使うことが大原則です．発売以来，わが国では経口薬一番人気の DPP-4 阻害薬を含め，インスリンと経口糖尿病治療薬の併用療法について私たちがいろいろと行ってきた試験を含めて紹介していきましょう．

❶ DPP-4 阻害薬との併用は理想的？

　DPP-4 阻害薬は 2009 年末より国内での使用が認可され，その後すぐにわが国の経口糖尿病治療薬のなかのナンバーワン処方薬として君臨しています．日本糖尿病学会の『糖尿病治療ガイド』には「血糖依存性インスリン分泌促進薬」のカテゴリーに分類されています．しかし，実際にはこの薬剤にはインスリンを強力に分泌促進する力はありません．むしろインスリン拮抗ホルモンであるグルカゴンを抑制することに作用の首座があるように思います．いずれにしても，私見としてはこの経口薬を「インスリン分泌促進薬」に分類するのには若干違和感を感じます．

　DPP-4 阻害薬は血糖値が高いときのみインスリンを「少し」分泌促進し，グルカゴンを抑制するという魔法のような作用をもっています．この血糖依存性の調整作用は，残念ながら SU 薬やグリニド薬と併用した場合

はほとんど消失してしまいます．発売当初，重症低血糖の報告が相次いだのは，ほとんどこのコンビネーションで処方されていた患者です．DPP-4阻害薬は単独で使用するとインスリン分泌促進効果はきわめて弱いのですが，他のインスリン分泌促進薬と併用するとその分泌促進力をさらに高めることがわかっています．

　さて，本題ですが，それではインスリン療法との併用ではどうでしょうか？　SU薬よりさらに強力といわれるインスリンと併用すると，もっと重症の低血糖が起こりはしないかと恐れている読者もいるかもしれません．しかし，私はこのコンビネーションは理想的な併用療法のひとつであると思っています．SU薬との併用とは違い，インスリン注射はβ細胞に直接的作用がありません．つまり，**インスリンと併用した場合はDPP-4阻害薬の効果の血糖値依存性はしっかりと保持されている**のです．

　海外のデータでは，メトホルミンと持効型溶解インスリン（インスリングラルギン）併用療法にビルダグリプチンを上乗せすると，血糖コントロールが改善したのに低血糖頻度が低下した，と報告されています（**図7**）．このスタディでは併用薬としてSU薬を用いていないところがポイントです．

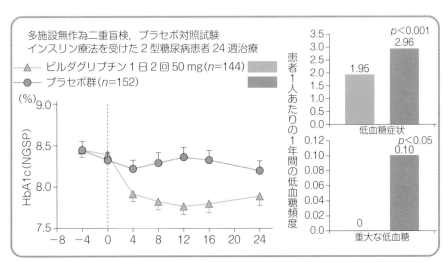

図7　インスリン療法中（BOT）の2型糖尿病患者における低血糖頻度をビルダグリプチンは減少させた
(Fonseca V et al：Diabetologia 2007；50：1148-1155 より引用)

　日本におけるシタグリプチンとインスリン併用の安全性試験においても，この併用によって低血糖頻度は有意に増加するということはなかったようです．ただし，これらの試験はすべて経口薬を併用していない基礎インスリンや混合型インスリン2回注射の従来療法を対象に行われています．同じインスリン療法への併用でも，BOTなどの場合はSU薬のようなインスリン分泌促進薬が投与されていることも多く，この場合は前出どおり血糖値非依存性のインスリン分泌促進により急速な血糖低下が起こる可能性があり，投与時の十分なSU薬の減量（しかし，切りはしない）が望ましいと思います．

❷ 欧米のインスリンレジメンには必ずビグアナイド薬が併用されている！

　ビグアナイド薬は欧米において長く2型糖尿病のファーストライン薬と位置づけられてきた経口糖尿病治療薬です．日本では乳酸アシドーシスという致死的な副作用がクローズアップされ過ぎて，ほとんど処方されていない時期もありました．現在では海外と同様，高用量を使用できるようになり，糖尿病専門医の間では最も処方されている薬のひとつかもしれません．一方，専門医以外ではいまだに副作用の観点から「使いにくい薬」というイメージが残っていて，その処方はまだまだ限定的です．

　ビグアナイド薬の主な作用は，肝における糖新生，糖放出の抑制です．結果的には主に空腹時血糖を低下させてくれます．超速効型インスリンを用いた3回注射では食後高血糖の改善は期待できるものの，空腹時血糖値が低下しにくい症例も多いです．

　ここで自験例を紹介しましょう．インスリン導入外来を行っていた西宮市立中央病院で外来導入したSU薬二次無効の患者78名のデータです．当時は持効型溶解インスリンも発売されておらず，すべての患者はそれまで服用していたSU薬を少量のみ継続したまま，超速効型インスリン3回注射による外来インスリン導入を行いました．導入開始から1年後の平均HbA1cは7.6％でした．SU薬を残したことも手伝って，31例は基礎インスリンの併用は必要ありませんでした．さらに3回注射では空腹時血糖値が高いままだったところに積極的にメトホルミンを併用すると，

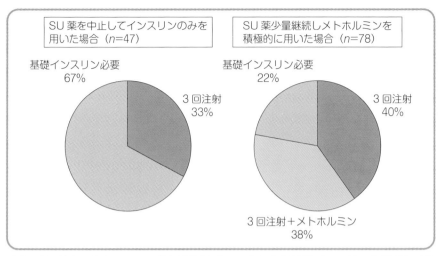

図8 SU薬とメトホルミンの併用を駆使することにより基礎インスリンを必要とする確率が低下する（自験例）

残り47例中30例では**空腹時血糖の低下が認められ基礎インスリンの併用を避けることができた**のです．一方，SU薬もメトホルミンも使わないで超速効型3回注射により導入した場合は，**図8**左のように結果的に多くの患者（およそ2/3）で基礎インスリンが必要となっています（平均HbA1cは7.5%）．

　今では3回注射で導入することはめずらしくなりましたが，たとえ基礎インスリンで導入してもメトホルミンとうまく併用することで基礎インスリンの必要量を減らせるであろうということが容易に予想できますね．

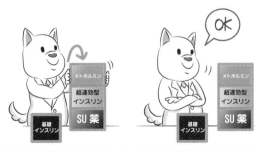

SU薬とメトホルミンを併用することで基礎インスリンを外すことができた

③ SU薬併用のメリット

ⓐ インスリン導入患者とSU薬の関係

　インスリン導入を考える2型糖尿病患者においては，SU薬を服用している人は以前よりは減ったものの，依然かなり多いと思います．確かに入院でインスリンを導入する際には，これまで使用していた経口薬をすべて中止してインスリンのみで治療するでしょう．それは，入院であればその後の血糖変動を血糖測定器を用いて逐一確認し，新しい指示がリアルタイムに出せるからです．しかし，外来で導入する場合は，SU薬の投与量の調節をしたとしても完全に中止することは避けたほうが安全です．それは**「コントロールがわるいからインスリン導入」＝「SU薬が効いていない」という式が正しくない**からです．実は効いていないと思っていたSU薬がそれなりに基礎分泌を高めていることが多いので，すべて中止すると一気に内因性インスリン分泌が低下してインスリン必要量がアップしてしまう可能性があるのです．それを検証するために，ずいぶん以前の研究とはなりますが，私たちは次のようにSU薬の続行群と中止群に分けて血糖コントロールやインスリン必要量の違いについて検討しました．

ⓑ SU薬を中止するとインスリン必要量が増加！？

　この検討では2相性インスリンを用いて2回注射法で外来導入する（最近ではあまり行われなくなりましたが）際，SU薬を残したまま朝の注射1回を始め，コントロール不十分な症例に夕食前2回目の2相性インスリンを追加しました（**図9a**）．その際，SU薬を継続する群と中止する群に分けてHbA1cの変化と必要インスリン量の変化を観察しました．

　図9bに示すように，SU薬を中止した群では血糖コントロールが2回目のインスリンを追加しているにもかかわらず一過性に悪化し，これ以降ではSU薬継続群に比し有意にHbA1cは高値でした．

　図9cは経過中の投与したインスリン量の変化を示していますが，SU薬を中止した群では中止とともに急速にインスリンの必要量が増加しているのがわかります．すなわち，外来においてSU薬を効果不十分であるという理由で突然中止することにより，インスリンの必要量が急激に増加し，用量調節が追いつかないのです．SU薬をどうしても中止したいというのであれば，インスリンを導入してかなりコントロールが良好となって

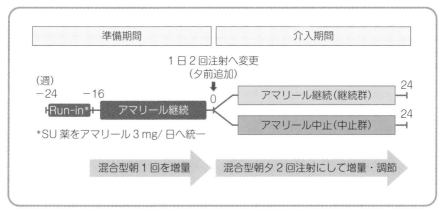

図9a　インスリン導入の際に SU 薬は中止するべきか，継続するべきか？（試験デザイン）

アマリールは当時，インスリン導入前に高用量使用している患者が多く 3 mg/日に統一しました．今では考えられないですね．

(Ebato et al：Diabetes Res Clin Pract 2009；86：31-36 より引用)

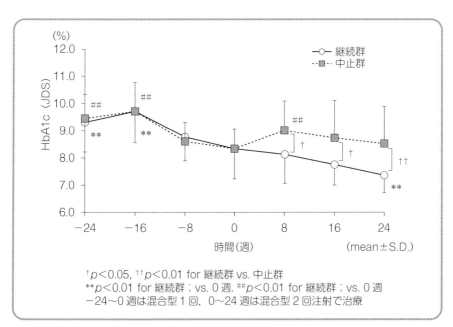

†$p < 0.05$, ††$p < 0.01$ for 継続群 vs. 中止群
**$p < 0.01$ for 継続群；vs. 0 週. ##$p < 0.01$ for 継続群；vs. 0 週
−24〜0 週は混合型 1 回，0〜24 週は混合型 2 回注射で治療

図9b　インスリン導入の際に SU 薬は中止するべきか，継続するべきか？
HbA1c の推移 ― SU 薬を中止することにより血糖コントロールが悪化！

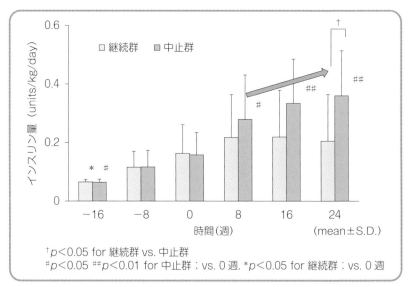

図9c　インスリン導入の際にSU薬は中止するべきか，継続するべきか？
1日あたりのインスリン使用量：SU薬の中止とともにインスリンの必要量が急激に増える．

きたころ，徐々に減量するのがよいと思います．

❹ グリニド薬と基礎インスリンの併用

　グリニド薬はSU薬と同じインスリン分泌系の薬剤です．その作用時間は発現が早く，日本人を含むアジア系民族のβ細胞の特徴である，食後の素早いインスリン分泌の遅れを改善する効果が認められています．逆に作用の持続時間が短いため，「血糖降下」という意味でのインパクトはSU薬に比べてやや薄く，もっぱら早期糖尿病の食後高血糖の治療薬として処方されています．しかし，コラム(p.74)でも紹介しているように，この薬剤を早期糖尿病ではなく，インスリン使用中の患者に併用することに早くから注目してきました．ここでは基礎インスリンとの併用で使用した場合の効果を検討したので紹介しましょう．

　この併用療法が使用されるのはインスリンの導入よりむしろ離脱の局面です．入院でのインスリン導入では，BBTで最初から開始して徐々に増

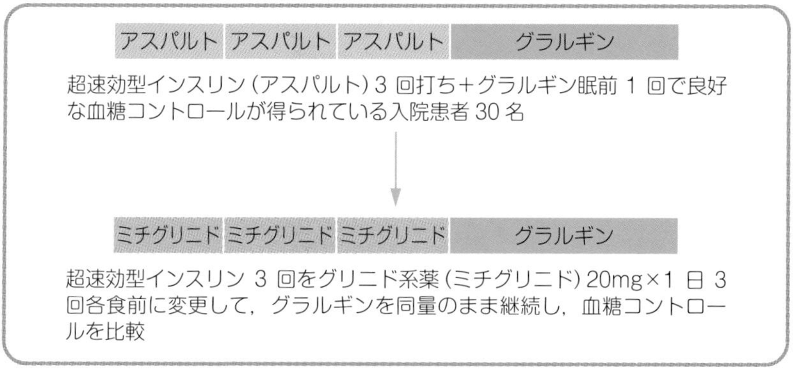

| アスパルト | アスパルト | アスパルト | グラルギン |

超速効型インスリン（アスパルト）3 回打ち＋グラルギン眠前 1 回で良好な血糖コントロールが得られている入院患者 30 名

↓

| ミチグリニド | ミチグリニド | ミチグリニド | グラルギン |

超速効型インスリン 3 回をグリニド系薬（ミチグリニド）20mg×1 日 3 回各食前に変更して，グラルギンを同量のまま継続し，血糖コントロールを比較

図 10　BBT からグリニド系薬を用いた BOT への変更
（JUN-LAN スタディ 5）
（Yoshihara T et al：Endocr J 2006：53：67-72 より引用）

量していきます．このときの注意点はすでにお話し済みですね（「IV-B-4. 追加インスリンと基礎インスリンのバランスとは？」参照）．良好なコントロールが得られた患者はその状態が続くと内因性のインスリン分泌が復活し，注射の量や回数を減らすこともしばしば可能となります．このとき，インスリンを完全に離脱する場合は基礎分泌の補充が必要なため，食後のインスリン分泌のみ刺激するグリニド薬ではなく，分泌を底上げしてくれる SU 薬への切り替えが必要となります．しかし，**経験的には SU 薬に切り替えてしまうと多くの患者で再び血糖コントロールが悪化し，早晩インスリン療法に戻ってしまうようです**．そもそも 4 回注射から一気に離脱する必要はありません．私たちは 4 回注射で良好なコントロールを得られた患者に対し，いきなり SU 薬に切り替えるのではなく，**持効型溶解インスリンはそのまま残し，超速効型インスリンの部分をグリニド薬に切り替える方法**を検討しました（**図 10**，JUN-LAN スタディ 5）．

　対象は，血糖コントロールのため入院中の 2 型糖尿病患者 30 名です．4 回注射時の 1 日 7 回測定の血糖日内変動を翌日のミチグリニド 20 mg 各食直前投与＋インスリングラルギンでのそれとを比較しました．すると 30 名中 15 名が変更前後で変わらず良好な血糖コントロールが得られたのです（**図 11**）．

　この切り替えでコントロールが良好であった 15 名の患者は，その後少

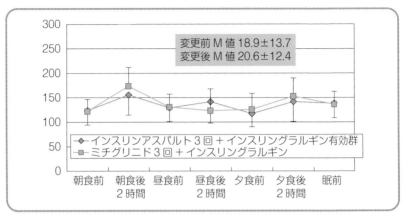

図11 有効例15例のインスリンアスパルトからミチグリニドへの変更前後における血糖日内変動
(Yoshihara T et al：Endocr J 2006；53：67-72より引用)

なくとも半年間は良好なコントロールが維持されることが確認されました.

　コントロールが良好であった15名はそうでなかった15名との比較で，若年者，BMIが大きい者，体重あたりの超速効型インスリン使用量の少ない者が有効でした．このレジメンで導入後，さらにインスリングラルギンの離脱が可能になる症例も散見され，インスリン離脱のための中間段階の治療としてもインスリンとグリニド薬の併用は注目に値する治療と考えています.

コラム　インスリン離脱の必殺技，グリニド薬への切り替え：インスリンから「おさらば」してしまわない離脱法

　グリニド薬を用いた離脱に私がこだわる理由，それは実は，この離脱をしたものの「再び悪化する」日が多くの患者で訪れることに着目したからです.

　せっかく4回注射から基礎1回とグリニド3回内服にステップダウンできたのに再悪化したある患者の場合，やはり日本人にありがちの夜遅い食事，お付き合いというのが祟り，まず夕食後の血糖値が上昇し始めていました．そこでいきなり4回注射に戻すのではなく，ウィークポイントであった夕食前のグリニドのみ中止してボーラスインスリンを再開したので

す．グリニド薬の特徴は，1錠が1回の食事分しか効かないことにあります．つまり，状況によってこの薬とボーラスインスリンを自由に交換できるメリットがあるのです．結局，この患者はその後も基本治療として夕食前のボーラスインスリンは残し，朝昼はグリニド薬を継続しました．heavy meal にインスリンを打ち，基礎インスリンで夜間肝からの糖放出を抑え，朝の血糖をリフレッシュさせてグリニド薬で食後インスリンを叩き出すという案配です．風邪で熱があるシックデイなどは，すべてのインスリンを復活させて4回注射にすることもできますし，どうしても夕食前のインスリンが打てない状況の日には，グリニド薬への置換も許可しました．せっかく覚えたインスリン自己注射ですから，自分の糖尿病のコントロール状況に合わせて自由に出し入れできること，いったん離脱したら「もうインスリンはやらない」ではなく「いつでも戻せる」ように考えておくことが重要だと思います．

❺ チアゾリジン薬は塩分制限で併用を

インスリン抵抗性改善薬であるチアゾリジン誘導体は，日本ではピオグリタゾン（アクトス）のみが使用可能です．患者を選べば劇的な効果を示す半面，浮腫や体重増加（肥満）という副作用があり，注意深く使用する必要がある薬剤です．2型糖尿病における心血管疾患の二次予防効果が副次評価項目で有意差があったと報告されています．

インスリンとの併用は日本でも2009年4月より保険適用となりました．私たちはそれに先んじて，インスリン療法によっても血糖コントロールが不十分な2型糖尿病患者におけるピオグリタゾンの効果と安全性について検討した ACTION-J（Actos Combination Therapy for Insulin ON type 2 diabetes patients in Juntendo）Study を発表しました．

これまで海外の報告によると，ピオグリタゾンの副作用である浮腫や心不全は，単剤で使用したときよりも SU 薬やインスリンと併用したときのほうが頻度が高いとされてきました．そこで私たちはこの薬剤をインスリンと併用する前に厳しい塩分制限指導を行いました．結果，**図 12** に示すように，ピオグリタゾンのみ使用不可とした対照群に比べて，ピオグリタゾン併用群では有意な HbA1c の改善が認められました．さらに血糖コントロールが改善したにもかかわらず，1日のインスリン投与量，投与回数

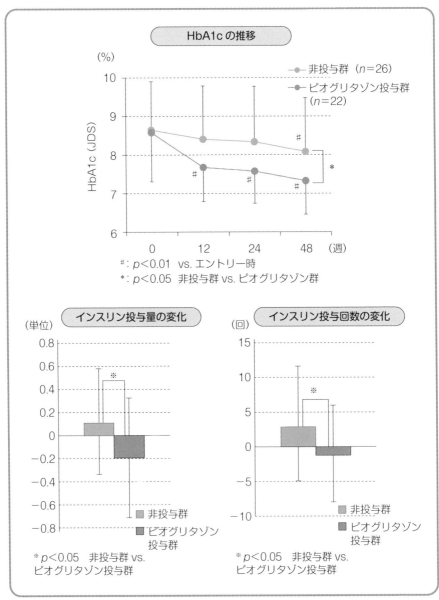

**図12　インスリン療法にても血糖コントロール不十分な2型糖尿病患者におけるピオ
グリタゾンの併用効果**

(Yasunari et al：J Diabetes Invest 2011；2：56-62 より引用)

ともに対照群に比し有意に少なくて済んでいます．ピオグリタゾンは体重増加が副作用として問題になりますが，インスリンの投与量，投与回数を減らすことができたためピオグリタゾン群において体重は1年間で平均2.6kgの増加にとどまり，これは経験的に単剤や他の経口薬との併用で認められる増加程度と変わりないものでした．また，併用中止が必要なほどの浮腫をきたしたのは1例のみでした．これは塩分制限の指導の賜物と考えられます．さらに，動脈硬化のサロゲートマーカーである頸動脈内膜中膜肥厚度(IMT)においてもピオグリタゾン投与群においてのみ有意な減少が認められました．

　ピオグリタゾンは，わずかですが膀胱がんの発症頻度が増えるという理由で欧州の一部の国で発売中止になるなど問題点もありますが，このようにきわめて有効な薬剤であり，なかにはインスリンの離脱が可能となった患者もいました．うまくインスリンとも併用していきたいと考えます．太ることで敬遠されたり一般的な使用が減った関係で若い医師の間では「使ったことがない」という薬になりつつあり，いま一度見直したいものです．急な中止により，他剤で回復不能な悪化を示す例もあるので注意が必要です．

❻ α-グルコシダーゼ阻害薬との併用は食後高血糖患者に

　α-グルコシダーゼ阻害薬(α-GI)は，小腸刷子縁において二糖類から単糖類への変換を阻害してブドウ糖の吸収を抑制することにより，食後の急速な血糖上昇を抑制する食後血糖改善薬です．糖尿病発症予防を目的とした境界型への投与も保険適用となっています．そこからもわかるように**α-GIは食後高血糖を示す早期の糖尿病患者がよい適応**です．

　α-GIは糖尿病患者にみられる遅れたインスリン分泌に血糖上昇のタイミングを合わせるのが作用機序ですから，インスリンがあまり分泌されてない患者ではその効果は期待薄です．一方，インスリン療法をしていると当然すべての患者はインスリンが血中に存在するので効果が期待しやすいということになります．速効型インスリンとの併用はその立ち上がりが遅いことから，α-GIは併用薬としてはうってつけです．

　それでは超速効型インスリンとではどうでしょう？　超速効型インスリ

ンは前述どおり6量体をつくりにくい構造に変化させることでその立ち上がりがヒトインスリンよりかなり早く，その結果，単独投与でも食後高血糖の改善をかなり期待できます．そのため，患者によってはα-GIによって食後の血糖値があまり上昇しないうちに超速効型インスリンの効果が出てしまい，"食後低血糖"を呈してしまう場合があります．ですから，**超速効型インスリンを導入するときは，もしそれまでにα-GIを使用している場合は一度中止することをお勧めします**．さらに既存の超速効型インスリンをもってしても食後高血糖が制御できないときには迷わず新しい超速効型（いわゆる超々速効型インスリン，p.61参照）を用いることができるようになったのでα-GIのインスリンとの併用という意味での出番はかなり限定的になってきたといえるでしょう．

❼ SGLT2阻害薬の併用

　本書は外来注射療法の解説書ですので入院での話はあまり触れていませんが，SGLT2阻害薬を入院インスリン療法で併用した際のインパクトがあまりに大きかったので紹介させていただきたいと思います．

■a■ 湯水のようにインスリン量を必要とする糖毒性の強い患者におけるSGLT2阻害薬の併用効果

　暑い季節になると増えてくるのがペットボトル症候群，あるいはソフトドリンクケトーシスです．この疾患はショ糖やブドウ糖を多く含む清涼飲料水（スポーツドリンクは30 g/500 mL，コーラは60 g/500 mLぐらい含まれています！）を多飲することにより起こります．これらをペットボトル単位で多量に飲むと血糖値が上昇し，そのことで口渇や多尿（浸透圧利尿）が起こり，さらに清涼飲料水を飲むと雪だるま式に血糖値が上昇し，慢性的に300 mg/dL以上が続くと膵β細胞のインスリン分泌能が強く障害される「糖毒性」という状態に陥ります．まるで1型糖尿病のようにケトーシスやケトアシドーシスをきたすこともしばしばあります．そうなると昏睡にいたる，あるいはそこまでいかなくても症状が強くなるため多くの患者は入院してインスリンの4回注射での治療を開始します．高血糖によって起こった「糖毒性」を解除するべく，血糖値の正常化を狙って治療を行うわけです．たとえば，以下は典型的なペットボトル症候群の患

表2　一般的なペットボトル症候群（64歳男性，BMI20.7，HbA1c 14.4%）

年月日	DAY	空腹時血糖	昼	夕	眠前	インスリン	
4月2日	0			369	519	×	×
4月3日	1	349	412	322	542	Lis（＊-＊-3）+Gla3	併用なし
4月4日	2	257	472	432	533	Lis（3-3-5）+Gla6	
4月5日	3	252	479	333	422	Lis（5-5-7）+Gla9	
4月6日	4	222	431	405	421	Lis（7-7-9）+Gla12	
4月7日	5	257	302	349	444	Lis（9-9-11）+Gla15	
4月8日	6	206	321	240	331	Lis（11-11-13）+Gla18	
4月9日	7	163	283	302	353	Lis（13-13-15）+Gla20	
4月10日	8	121	293	163	206	Lis（15-16-19）+Gla20	
4月11日	9	90	193	85	353	Lis（17-16-20）+Gla18	
4月12日	10	131	207	124	206	Lis（20-16-20）+Gla18	
4月13日	11	119	98	141	175	Lis（20-12-20）+Gla18	
4月14日	12	111	195	58	136	Lis（20-10-18）+Gla18	
4月15日	13	152	104	105	119	Lis（20-8-16）+Gla16	

（弘世貴久：教科書やガイドラインではわからない！　糖尿病薬物療法の裏ワザ，豆知識，南江堂，東京，2020より引用）

者のインスリン療法内容と血糖値の推移です（**表2**）．

　ご覧のように入院直後からインスリンの4回注射を開始していますが，インスリンの素早い増量にもかかわらず血糖値の改善はかなり限定的です．この患者ではインスリンを**かなりのスピードで増量**していますが，2週間かけてやっとのことで血糖値が正常に近づいた感じです．インスリン量も，BMIはそれほどでもないのに1日60単位以上を要しています．この治療は，血管内にあふれかえったブドウ糖を大量のインスリンを皮下注射することにより筋肉に押し込んで血糖値を正常化し，β細胞のインスリン分泌機能やインスリン受容体の反応性を改善させようとしているのです．この患者の症例提示を大学病院の入院患者のカンファレンスで担当の医局員から受けているときに，ふと思いました．「そもそもインスリンが効きにくい状態の患者にそのインスリンでブドウ糖を筋肉に無理やり押し込むから大変なんだ．そのまま外に捨ててもいいのではないか？」―．ちょうどSGLT2阻害薬が上市されてそれほど経っていない時期だったので，「これはうってつけの"クスリ"ではないだろうか？」と思いました．

表3 本症例の血糖値とインスリン使用量の推移

年月日	DAY	空腹時血糖	昼	夕	眠前	インスリン	ダパグリフロジン
8月14日	0			350	372	×	×
8月15日	1	252	357	340	327	Lis（*-*-3）+Gla3	5 mg
8月16日	2	210	326	233	292	Lis（3-3-3）+Gla3	
8月17日	3	172	286	190	269	Lis（3-5-5）+Gla5	
8月18日	4	147	182	130	264	Lis（5-5-7）+Gla7	
8月19日	5	140	96	138	156	Lis（7-5-9）+Gla9	
8月20日	6	92	137	117	167	Lis（7-5-9）+Gla9	↓
8月21日	7	86	160	85	174	Lis（7-5-9）+Gla9	内服終了
8月22日	8	72	137	108	185	Lis（7-5-9）+Gla7	
8月23日	9	74	103	150	133	Lis（7-5-10）+Gla5	
8月24日	10	113	148	116	149	Lis（7-5-10）+Gla5	
8月25日	11	134	174	116	107	Lis（7-5-10）+Gla5	
8月26日	12	131	173	116	94	Lis（7-5-10）+Gla5	

（弘世貴久：教科書やガイドラインではわからない！ 糖尿病薬物療法の裏ワザ，豆知識，南江堂，東京，2020より引用）

しかし，頭で考えたことがそのまま臨床で思うようになるかはなかなかわかりません．そこで，そのようなペットボトル症候群の入院患者にきっちりと説明して，インスリン療法と同時にSGLT2阻害薬を1週間だけ併用する治療を開始しました．

　そうすると，みるみるうちに血糖値が改善していきました（**表3**）．治療開始5日後にはほぼ正常に近づいており，7日後にSGLT2阻害薬の内服を中止してインスリン注射だけになっても問題なく血糖コントロールが維持されました．まるでSGLT2阻害薬により糖毒性が改善したようにみえます．ただし，この治療はきわめて慎重に対応する必要があることを私たちは認識していました．この患者が外来受診したときのHbA1cは12.7％，尿中ケトン体は定性で2＋でした．そもそもSGLT2阻害薬はその作用機序から尿中，血中ケトン体が増加する薬剤です．もともとケトーシスのある患者では，さらにケトン体の生成が進んでケトアシドーシスをきたす危険性が高まります．本症例もまさにそういう「要注意」患者であり，純粋なインスリン療法が正攻法になります．**絶対にSGLT2阻害薬の単独使用による治療を行ってはいけない患者です**．インスリンとの併用

表4 本症例の血中ケトン体分画値と尿ケトン体定性の推移

年月日	DAY	血中3OHBA 自己測定値(mmol/L)				血中ケトン体値 (μmol/L)			尿中ケトン体定性	ダパグリフロジン
		空腹時	昼	夕	睡前	アセト酢酸 <55	βヒドロキシ酪酸 <85	総ケトン体 <130		
8月14日	0				0.1	39	95	134	−	
8月15日	1	0.4	0.1	0.1	0.1	164	455	619	+	5 mg
8月16日	2	0.5	0.1	0.3	0.1	174	827	1001	+	
8月17日	3	0.3	0.3	0.2	0.1	76	282	358	−	
8月18日	4	0.6	0.1	0.6	0.1	79	282	361	−	
8月19日	5	0.4	0.4			35	126	161	−	
8月20日	6					86	480	566	−	
8月21日	7					61	263	324	−	
8月22日	8					28	120	148	−	▼
8月23日	9					14	52	66	−	
8月24日	10					19	75	94	−	
8月25日	11					15	65	80	−	

(弘世貴久：教科書やガイドラインではわからない！ 糖尿病薬物療法の裏ワザ, 豆知識, 南江堂, 東京, 2020 より引用)

なら大丈夫かとも思いましたが，私たちも経験がなかったので SGLT2 阻害薬の併用を開始してから，表4 のように毎日尿中ケトン体定性を行うのに加えて，血中ケトン体の定性および定量検査を行いました．さらに患者本人には重症ケトーシス，ケトアシドーシスの典型的な症状である消化器症状（嘔気，嘔吐，腹痛など）の有無をベッドサイドにて毎日確認しました．消化器症状の問診はきわめて重要です．尿中ケトン体は比較的簡単に 3＋になるので，それ自体を怖がることはないと思います．臨床的に危険なケトーシスかどうかはこれらの症状を聞いて判断するべきでしょう．

　幸いこの患者はそういった消化器症状は治療経過中には起こりませんでした．ただし，血中のケトン体値は表4 のとおり投与2日目でかなり高値になっています．これを危険と考えるかどうかですが，まず，自覚症状はまったくなく食欲も旺盛でした．また，過去に当科に入院したケトアシドーシスの患者の総ケトン体値（表5）と比較すると決して高くなく，むしろ一桁低いようでした．

表5 本症例とケトアシドーシスを起こした症例のケトン体分画値の比較

	年齢	性別	HbA1c	血中ケトン体分画値(μmol/L)		
				アセト酢酸 <35	βヒドロキシ酪酸 <85	総ケトン体 <130
本症例	64	F	12.7	174	827	1001
2型DMペットボトル	69	F	14.1	2520	11544	14064
1型DM	68	M	9.0	4176	8766	12942
劇症1型DM	31	F	5.5	1544	6699	8243
劇症1型DM	78	M	7.1	2195	7653	9848

(弘世貴久:教科書やガイドラインではわからない！ 糖尿病薬物療法の裏ワザ，豆知識，南江堂，東京，2020 より引用)

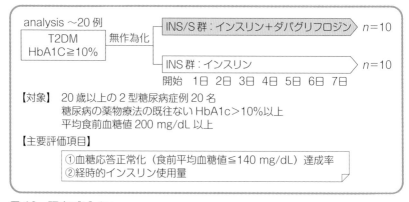

図13 研究デザイン
(Kanazawa et al:J Diabetes Investig 2019；**10**：1022-1031 より引用)

　このような圧倒的な SGLT2 阻害薬の効果を経験してしまい，ぜひとも多くの医師にこの素晴らしい効果を伝えたいと思い，HbA1c が著明高値の2型糖尿病患者 20 名を対象に**図13** のような臨床試験を計画，実行しました．

　いずれの群でもインスリン療法を従来どおり行いますが，インスリンの増量に関しては誰が主治医になっても差異がないように，その増量法を統一して，しかもかなり速いスピードで行いました．併用群のみ SGLT2 阻害薬のダパグリフロジンを1週間に限って投与しました．対象とした患

表6 患者背景（18症例）

	INS 群	INS/S 群	計
人数	9	9	18
性別 男／女	7/2	8/1	15/3
年齢（歳）	55.0±13.3	46.3±9.02	50.6±11.9
BMI（kg/mm²）	26.4±4.76	27.3±5.3	26.8±4.9
体重（kg）	73.0±13.6	79.1±16.3	76.0±14.9
罹病期間（年）	2.0±2.64	2.2±3.3	2.1±2.76
HbA1c（NGSP）（%）	13.0±1.33	12.9±1.48	13.0±1.38
空腹時血糖値（mg/dL）	302±123	292±53	297±92
血中総ケトン体値（μmol/L）（正常値＜100μmol/L）	1430±3280	681±899	1056±2365

m±SD, n.s for all
（弘世貴久：教科書やガイドラインではわからない！ 糖尿病薬物療法の裏ワザ，豆知識，南江堂，東京，2020 より引用）

者は**表6**のとおりです．

　両群の1例ずつがドロップアウトして，9名ずつでの比較となりました．平均のHbA1c値は約13.0％，空腹時血糖値はほぼ300 mg/dLと恐ろしく高いですが，糖尿病の罹病期間はたった2.1年，平均年齢も51歳程度と比較的若年でした．

　結果をご紹介しましょう．毎日測定した1日4点血糖測定値（朝食前，昼食前，夕食前，就寝前）の平均値と，使用したインスリン量の推移は**図14，図15**に示すとおりです．

　1日4点血糖測定値の平均は，SGLT2阻害薬の併用群では治療開始5日目はおよそ120 mg/dL強となっていますが，インスリン単独群ではまだ150 mg/dLにいたっていません．また，血糖値が明らかに併用群で低いにもかかわらず，使用したインスリン量は5日目以降，併用群で有意に少なくなっています．この研究では東邦大学医療センター大森病院に入院した患者のみが対象でしたので，医局員は月曜日の症例カンファレンスの場でインスリン単独群とSGLT2阻害薬の併用群，全症例の臨床経過を主治医も含めて全員がみていました．コントロールが落ち着くのにかかる期間，必要とするインスリン量の明らかな違いを観察するにつけ，**このような入院患者にSGLT2阻害薬を使用しないことは患者に申し訳ないと**

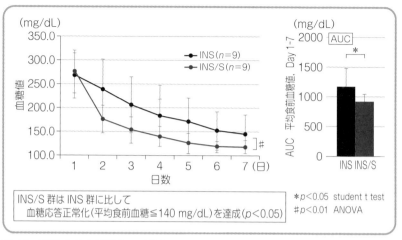

図14 平均食前血糖値（mg/dL）
（弘世貴久：教科書やガイドラインではわからない！ 糖尿病薬物療法の裏ワザ，豆知識，南江堂，東京，2020より引用）

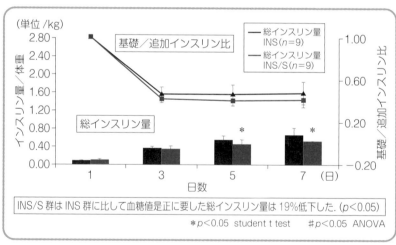

図15 総インスリン量（単位/kg）と基礎／追加インスリン比の推移

思うようになりました．心配されたケトアシドーシスの出現も併用群の9名では起こりませんでした．この臨床研究の方法を少し変更するならば，SGLT2阻害薬の併用はインスリン療法開始と同時とするよりは少し遅ら

せる（3日以上）ことにより，より安全に行えるものと思います．ただし，このデータをもとに外来での併用療法を行うことは避けるべきでしょう．併用療法を指示した患者が自己判断でインスリンだけをやめてしまい，薬だけ飲むということも当然起こりうるからです．必ず，注射と内服が併用されていることを確認できる環境，すなわち**入院治療に限って**行っていただきたいと思います．

　ということで，外来診療ではダメなんです．しかし，糖毒性が強い患者でなくても肥満の合併でインスリン量が非常に多くなっている患者は少なくないですよね．そんな患者にはもちろんGLP-1受容体作動薬の併用や基礎インスリンをGLP-1受容体作動薬の配合剤に変えることは効果的ですが，SGLT2阻害薬の併用も必要インスリンの減量につながる期待値は高いです．多くは体重の減少を伴っています．なかにはSGLT2阻害薬の1粒の内服で4回注射から離脱できてしまう患者もいるので，肥満気味でインスリン量が比較的多い患者でSGLT2阻害薬の適応が難しい患者でなければ，ぜひ試していただきたいと思います．その際には基礎，追加インスリンを問わず，あらかじめ1〜2割のインスリン減量を指示し，それでも低血糖を起こしてしまったときのインスリン減量の方法について説明しておくことをお願いします．

C 特殊な糖尿病への対応

1 ステロイドによる悪化

　ステロイド治療に伴う血糖コントロールの悪化は，外来診療で出会うこともしばしばです．外来診療中だからこそ厄介なのは，知らないうちにステロイドが他院で投与開始された場合です．担当医どうしの連絡がついていれば「これからステロイド投与を行いますのでよろしく！」と知らせてもらい対応することができるのですが，必ずしもそのような連絡があるとは限りません．抗がん剤の制吐目的に使う場合はおそらく患者から教えてくれるでしょう．ところが，よくあるのが**セレスタミンのようなステロイ**

ドを含む抗アレルギー薬の投与です．この薬が投与予告されていることはほとんどなく，知らないうちに始まっている場合がほとんどです．ステロイド投与による血糖コントロールの悪化は特徴的です．多くの場合，自身の副腎機能のことも考えて朝にステロイドを投与されると血糖値は昼食後くらいからグーンと上がってきますが，次の日の朝はステロイドを投与する前よりむしろ低いぐらいです．ですから**ステロイド治療による糖尿病の悪化にインスリンを用いる場合は，速効型あるいは超速効型インスリンを朝食前少量と昼夕食前メインに注射**することになります．速効型，超速効型のどちらがよいかというスタディはあまり発表されていませんが，私は経験上，超速効型を使用することはほとんどありません．超速効型を使用すると食後血糖値が下がっても次の食事まで効果がもたず，再上昇してしまうことが多いからです．基本が3回注射になるのでなかなか高齢者には難しい部分がありますが，軽症であればグリニド3回，あるいはグリニド＋DPP-4阻害薬で何とかなる場合もあるので試してみてください．**一番やってほしくないのはSU薬による治療やBOT**です．いずれも空腹時血糖値を重点的に低下させる治療ですので，コントロールはあまりよくならないにもかかわらず夜間から早朝低血糖を起こす可能性が低くないのでいいことなしです．

❷ 妊娠糖尿病

妊娠糖尿病でもしばしばインスリン療法を外来導入することになります．現在の妊娠糖尿病の診断基準がかなり厳しいので実際は食事療法のみでコントロール可能な妊婦さんのほうが多い印象です．妊娠糖尿病の血糖コントロール目標はこれまた厳しく，空腹時や食前血糖値は100 mg/dL以下，食後2時間血糖値は120 mg/dLとなっています．妊娠していない私でも食後血糖値は簡単に180 mg/dLぐらいになってしまうことがあるのにこの目標値は本当に厳しいなといつも思いながら診療しています．現実には**分割食を併用しないとなかなか実現は難しいと思いますが，インスリンは一般的には超速効型インスリンから導入する**ことが多いです．以前はインスリンによってカテゴリーBやCといった催奇形性などに対するランク付けがありましたが，今は撤廃されています．しかし，どうせ使う

なら以前は B だったリスプロやアスパルトを使用するようにしています．一方，基礎インスリンが必要な場合はこれまでデテミルを使用していましたが，作用時間が短いので私自身はあまり使いたいインスリンではありませんでした．2023 年にデグルデク(トレシーバ)は臨床試験においてデテミルと同等の安全性が証明されたので(Mathiesen ER et al：Lancet Diabetes Endocrinol 2023；11：86-95)，積極的に使用していきたいと考えています．

❸ シックデイの対応

　糖尿病患者はウイルスなどに対する抵抗力が低下しているため，感染症にかかりやすく重症化しやすいといわれています．そのことは COVID-19 のパンデミックにおいて多くの人が実感したことでしょう．感染症にかかり，熱が出る，下痢をする，嘔吐する，また食欲不振によって食事ができないときのことを「シックデイ」といいます．経口薬で治療中の患者以上に，インスリン療法を必要とする患者では血糖コントロールが悪化しやすい場合が多いです．しかし，その反面，うまくインスリン用量調節をすることによりコントロールの補正も可能です．
　シックデイにおけるインスリン療法の基本事項は**表 7** のとおりです．

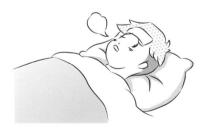

シックデイの対応は，あらかじめ患者と相談して決めておく

表7 シックデイにおけるインスリン療法の基本事項

《重要》インスリン製剤を患者さんの自己判断で中断しないように指導してください.

・とくに基礎インスリンを使用中の患者は食事に関係なくこれを中断しないことが肝要です. 発熱などにより必要単位数が増える場合は, 空腹時血糖値を参考にして 150 mg/dL 程度になるように 1〜2 単位ずつ増量します. 併用中の経口薬については, 食事がとれない場合はビグアナイド薬, SGLT2 阻害薬, SU 薬, グリニド薬を必ず中止します.

・追加インスリンについては食事量が安定しない, 食事がとれないなどのときは食事量に応じたインスリンの減量を指示します. 食事量が予測できない場合は, 食後打ちで対応するのが安心でしょう. 食事量に応じたスケールの一例ですが, たとえば超速効型インスリンを各食直前 8 単位ずつ打っている場合, 主食量が半分なら 5 単位, 3 分の 1 ならば 3 単位といった具合に決めておきます. まったく食べられない場合でも全体的に血糖高値が続く場合は少量食事をとるべき時間に超速効型インスリンを打つこともあります.

・これらのシックデイの対応は, インスリンを始める際にあらかじめ患者と相談して決めておくことが大切です.

・シックデイの対応で悩む場合には, 早めに受診するか, 電話などで医療機関に相談するように指導してください. 相談時には, 「いつから, どんな状態で, 食事はどのくらいとれているか」など, 患者さんの病状を伝えてもらうようにします.

・風邪や胃腸炎などの体調不良の際も, 速やかに医療機関を受診するように指導しましょう.

・可能な範囲で血糖値を測定し, 血糖値と状態を確認して, 医師に伝えられるように準備をするように患者に伝えておきましょう.

・シックデイで注意すべきは, 原因となった疾患に加えて, 脱水と急性代謝失調です. 感染症は急速に重篤化することも多いため, 初期から迅速な対応が必要です.

　　以上, 項目をあげてみましたが実際には個々の患者, **シックデイの状態によりインスリンの反応性が大きく異なるので基本は血糖値をしっかりと把握する**ことが必須になります. SMBG などが行えない患者などにはできるだけ入院を勧めていただくことが得策と考えます.

VII せっかくインスリン療法を始めたのに うまくいかないときの チェックポイント

インスリン療法は，数ある糖尿病の薬物療法のなかでも最も強力な方法のひとつといって間違いないでしょう．その理由は，

①効果の差こそあれ，ほとんどすべての患者で血糖改善効果がある

②極量がない．つまり至適血糖コントロールが得られるまで増量する単位数に制限がない

といったところでしょうか？ 極量がないというのは他の薬剤ではありえないのですが，逆に無尽蔵に増やすことで高度の肥満をきたす可能性もあり，「両刃の剣」といえるかもしれません．

そんな強力な治療，インスリン療法を用いても血糖コントロールがうまくいかない理由はどこにあるのでしょうか？ よく2型糖尿病患者において治療法別の平均HbA1c値などが示されて，「せっかく最強の治療であるはずのインスリン療法を行っているのにコントロールがそれ以外の治療法の群よりも不良であるのは，インスリン療法が不十分だからだ」といった話がありますが，これは食事療法や運動療法でも，さらにさまざまな内服療法によってもうまくいかない患者が対象だからであって一律に比較するのはまるで意味がないことです．うまくいかない理由はどこにあるのかを考えることが重要です．では，考えられる理由を些細なことから致命的なことまでざっとあげてみましょう．

A 理由1：食事療法や運動療法がまるでできていない

当然，インスリン療法は万能な治療ではありませんし，食事療法や運動療法をしなくてもよい治療法では絶対にありません．食べたい放題でごろごろしていると，インスリン療法をしてもますます太って「血糖値上昇とインスリン増量→体重増加」といういたちごっこになってしまうのです．そういうときの手段としてインスリンとGLP-1受容体作動薬の配合剤の使用は効果的であると紹介しましたが，最近ではさらに食欲コントロール

が強力な GLP-1 受容体作動薬や GIP/GLP-1 受容体作動薬が使用できるようになり，場合によっては高用量必要だったインスリンが離脱できた患者も経験しました.

 食事療法を無理なく行えるようにするために薬が使えるようになってきた！：インクレチン薬は肥満2型糖尿病治療のブレークスルーになりうるか？

　湧き上がる食欲を自制して食事療法を頑張ることは誰もができる技ではないと，自分も歳をとるにつれ感じるようになりました.「食事療法をできない人はダメ」などといわず，もっと寄り添って何かできないかということへのひとつの答えが GLP-1 受容体作動薬だと思います. とくにセマグルチド（オゼンピック）では多くの患者から「おなかは空いても少し食べると満足するので食事療法が苦にならなくなった」と聞きました. まさに「幸せな満腹感」といってよいでしょう. **図1**は私が外来診療でフォローしていた2型糖尿病の患者11名ですが，1年以上平均で8％以上のコントロール不良状態が継続していた BMI 30 前後の人ばかりです. すでにほとんどの患者は 20 単位以上の基礎インスリン，既存の GLP-1 受容体作動薬，そして SGLT2 阻害薬を使用されていたのですが，過食が抑えられずコントロールの改善が長く実現できずにいました. そこでオゼンピックを 0.25 mg から開始して迷うことなく 1.0 mg まで増量したところ，**図1**

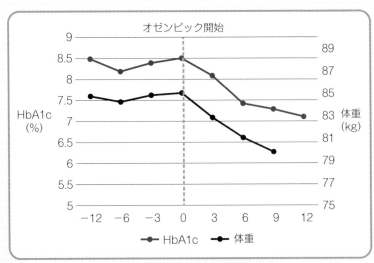

図1　週1回セマグルチド 1.0 mg を使用した 11 症例の平均 HbA1c と体重の変化

のようにほとんどの患者でHbA1c7.0％を切るにいたりました．しかも患者によっては基礎インスリンやSGLT2阻害薬が不要になった人も何人かいました．その際，平均で5kg以上の減量を伴っており，これは1.0mgという高用量を使用したことが功を奏したと感じています．

　そのことを説明するのはオゼンピックの第Ⅱ相で行われた用量設定試験の結果をみると理解しやすいかもしれません．

　図2はオゼンピックの増量によるHbA1c改善効果を現しています．用量的には0.4から0.8mgの間ぐらいでかなり効果が出ていて，そこからの増量はそれほどインパクトのあるものではありません．ところが**図3**に示した体重減少効果については少し様子が違います．

　オゼンピックの増量効果は直線的に増しており，「増やせば増やすほどやせる」ということを意味しています．過食による体重オーバーの患者の旺盛な食欲がコントロールできないことにより，良好な血糖コントロールや減量を半ばあきらめかけていた多くの患者で予想以上の改善が認められ

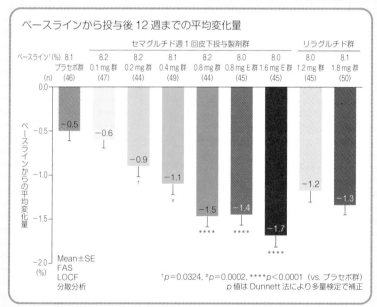

図2　HbA1cの変化（主要評価項目）
†ベースラインの平均値
E：dose escalation（用量漸増）
SE：標準誤差
FAS：最大の解析対象集団
LOCF：last observation carried forward
（Nauck MA et al：Disbetes Care 2016；39：231-241 より引用）

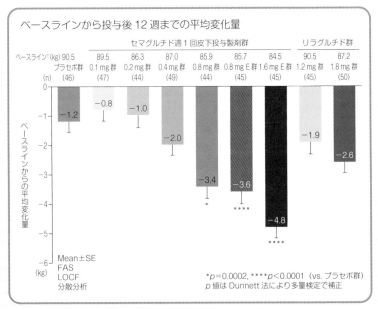

図3　体重に及ぼす影響（副次的評価項目）
†ベースラインの平均値
E：dose escalation（用量漸増）
SE：標準誤差
FAS：最大の解析対象集団
LOCF：last observation carried forward
（Nauck MA et al：Disbetes Care 2016；39：231-241 より引用）

　ました.
　オゼンピックで驚いていると，さらに強力な減量効果のあるインクレチ
ン薬，チルゼパチド（マンジャロ．これは GLP-1 作用に加え GIP の作用
も併せもつ GIP/GLP-1 受容体作動薬という新しいカテゴリーに含まれる
糖尿病治療薬となります）も登場し，期待が大いに高まっています．**図4**
は海外で行われたマンジャロとオゼンピックを比較した試験の結果の一部
です．10 mg 以上を使用すると，HbA1c はなんと平均で5％台にまでい
たるのです．もちろんそこからは増量してもさらなる改善はそれほどない
のですが，オゼンピック同様，減量効果は増量によりさらに高まり，恐ら
くさまざまな併用療法は不要となったり，合併する脂質異常症や脂肪肝，
さらには高血圧などもすべて改善する可能性を秘めていると期待されま
す．やはり肥満糖尿病患者の核心的治療，まさにブレークスルーといえる
かもしれません.

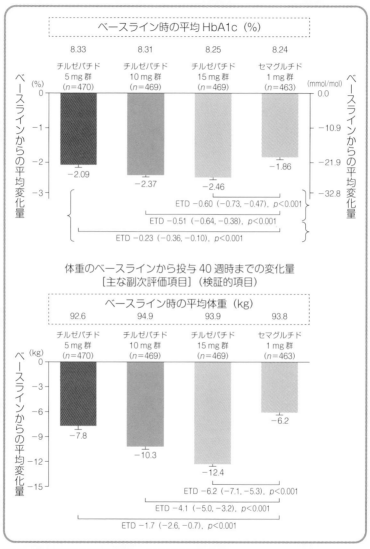

図4　海外第Ⅲ相臨床試験・SURPASS-2
(Frias JP et al：N Engl J Med 2021；385：503-515 より引用)

コラム　強力 GLP-1 受容体作動薬の登場でむしろ立ち位置がはっきりした基礎インスリンと GLP-1 受容体作動薬の配合剤

　本書で何度か登場した基礎インスリンと GLP-1 受容体作動薬の配合剤は，既存の基礎インスリンである GLP-1 受容体作動薬の単独投与に比べ効果が高く，副作用が少ないという非の打ち所がないような治療薬のように思われましたし，本書でもその有用性について別項で述べています．しかし，食欲が制御できない肥満患者にとってはこれまでの基礎インスリン同様さらに太ってしまって増量で追いかけるしかない状況になってしまうことも少なくありませんでした．実はこんな泥沼にハマったときの救世主がオゼンピックやマンジャロといった最強クラスの週 1 回 GLP-1 受容体作動薬です．実際にゾルトファイ 28 ドーズを使っても HbA1c が 7.0％を切れず，体重もかなりオーバーしていた 2 型糖尿病患者のゾルトファイをトレシーバ 28 単位とオゼンピック 0.25 mg に変更し，1 ヵ月後にオゼンピックを 0.5 mg，さらにその 1 ヵ月後に 1.0 mg に増量することにより 5 kg 以上の体重減少を認め，その間に，漸減可能であったトレシーバがついに不要になったという患者を経験しました．その後もこのような例を何例か経験し，これまで使用していたインスリンって何だったのだろう？という衝撃を受けました．それぐらい肥満 2 型糖尿病の患者にとって肥満の解消が大事なわけです．

　配合剤に含まれている GLP-1 受容体作動薬であるリラグルチドやリキシセナチドは，週 1 回の強力 GLP-1 受容体作動薬と比較すると明らかにその体重に対する効果は脆弱でしょう．ですから肥満が病態に大きく関わっている患者には今ある配合剤はあまり向いていないのかもしれません．そうすると強力と考えていた配合剤の立ち位置はいったいどこにあるのでしょうか？　おそらく BMI30 を超えるような高度肥満の患者には強力 GLP-1 受容体作動薬の出番であり，配合剤はもう少し中肉中背の患者が対象になりそうです．

　ここで配合剤のなかでも最大使用量が 20 ドーズと「これ少ないんじゃないの？」と感じていたグラルギンとリキシセナチドの配合剤ソリクアの対象患者が少しはっきりしてきました．おそらくこの製剤に体重を減らすということを期待してはいけないと思います．むしろ体重をあまり増やさないし，減らしもしないと考えれば，これまで考えていた GLP-1 受容体作動薬の好適症例である肥満の患者にとらわれることなく BMI20〜25 くらいのほぼ適正体重の患者に使用を考えてよいのではないかと思います．そのような患者だと総量も 20 ドーズ以内でおさまり，しっかり GLP-1 受容体作動薬が注射されるので配合剤としての値打ちが出ると思います．もともと，この程度だとメタボリックシンドロームの要素はかなり少ないので，リキシセナチドには減量ではなく血糖低下作用を期待することになります．実際にそのように考えて使用し始めると，あまり肥満の強くない患

者に著効例が出るようになりました．またbasal-bolus therapy（BBT）の患者をソリクア1回に変更することが可能な症例もありました．欠点と思われた「使えるドーズ数の限界」が逆にこの製剤の好適症例を教えてくれたのは意外な発見！　何が幸いするかわかりませんね．

B 理由2：1日4～5回もインスリンを注射しているのにコントロールが不良

　1日4～5回もインスリンを注射するBBTの場合，気をつけなければならないのは前述のJUN-LANスタディ6（p.36参照）で示したとおり，基礎インスリンを十分使用できているかどうかです．**空腹時血糖値が十分低下しているかを確認してください**．

　しかし，最も多いのはおそらくインスリン注射をちゃんと実行できていないことが原因ではないかと思います．これはとくに頻回注射法ではよく観察されます．ですから論文などで紹介しているHbA1cの低下作用やフローチャートをそのまま真似て患者のインスリンレジメンを決定すると，思ったとおりにいかないこともしばしばなのです．

　注射を打ってくれないのなら打ってもらうように説明するのもひとつの手段ですが，たとえばBBTの場合はどうでしょう．超速効型インスリンは必ず打ってくれても，基礎インスリンのアドヒアランスがわるい患者をよくみかけますし，その逆もあります．基礎インスリンのアドヒアランスのわるい患者では，朝の血糖値がばらつき，まるでブリットル型糖尿病かと思いますが，実は注射行為の施行が「ブリットル」なだけなのです．そのような患者には基礎インスリンの注射時間をどうするかが大事です．患者本人が一番忘れにくい時間帯で打つことを勧めましょう．現在の基礎インスリンの効能から考えると，最も忘れやすい眠前というのはできるだけ避けるべきだと思います．また，2種類のインスリンをもたせるのが危うい患者にはミックス50の3回注射を勧めるのも選択肢のひとつだと思います．効果ではBBTにかなわないはずのヒューマログミックス50の3回注射ですが，きちんと打てないのであれば，はじめから3回食前に限定して1種類のインスリンを打たせたほうが「ベター」な場合もしばし

ば経験します．ただし，攪拌作業ができることは必須です（p.57 のコラム
「今さらながらの混合型インスリンの 3 回注射を用いたインスリン外来導
入」参照）．

C 理由 3：間違った注射方法を行っている

　インスリン導入時には必ず「**エア抜き**」といって 2 単位をピュッと飛
ばすという指導をしますよね．上向きにしてペンをはじきながら空気泡を
取り除きます．実際かなり難しいですし，そもそも本当に泡が皮下注射さ
れてしまうのでしょうか？　これは私見ですが，この作業，実はちゃんと
内針がゴムの中央に刺さっているのかを確認する意味のほうが強いと思い
ます．たとえば，注射針がカートリッジのゴムにちゃんと刺さっていない
状態で注射すると，ピストンは押せますが当然インスリン液は注入されま
せん．患者はインスリンが皮下注射されたと思っていますが注射器内の圧
が上がっているだけなのです．ですから，そんな場合は次に正確に針を刺
すとピューッとインスリンが飛び出すこともありますし，圧が上がり過ぎ
るとペン自体が壊れてしまうこともあります．

コラム　新しいインスリンペンのここに注目

　ノボ ノルディスク ファーマ社が 2013 年に発売したディスポーザブル
ペン，フレックスタッチは既存のインスリンペンにはなかったさまざまな
改良点があります．そのなかで私が最も素晴らしいと感じたのは，ちゃん
と注射針の内針がペンのゴムにまっすぐ刺さっていないと注入ボタンが押
せないところです．

　ある日の外来でインスリン療法中の患者が少し不機嫌そうに「この前，
先生のところでもらったインスリンの針，どれもこれも詰まっていていく
ら新しいのに変えてもインスリンが出ないよ」といわれるのです．そこで
「詰まっている」という針をみせてください，というと 20 個くらいの使用
済み針をみせてくれました．するとどうでしょう．内針がどの針もすべて
押し曲げられているではありませんか．

　内針がちゃんと注射器のゴムに刺さらず斜めに付けたために，押しつぶ
されていたのです．これではもちろん，インスリンが出るわけがありませ
ん．この患者はちゃんと 2 単位の試し打ちをしていたので事なきを得たの

ですが，実はこの試し打ち，「インスリンがもったいない」「面倒くさい」といった理由で行わない患者が結構多いようです．これまでの注射器では，もし曲がったままで針を取り付けて注入ボタンを押すと，インスリンが出ない分，ペンの内圧が上がりゴム部分がだんだん突出してきます．繰り返すとそのうち壊れてしまいます．ところがフレックスタッチは内針がゴムに刺さっていないとおよそ3〜4単位，注入ボタンが進んでそれ以上進まなくなります．試し打ちをちゃんとやらない人のための保険ともいえるのですが，打ったつもりが打っていないという最悪の事態を避ける，とても重要な機能ではないかと思います．これはこの注射器の注入自体がペンのお尻を押す力ではなく単位合わせのときにためられたバネの力で注入されている構造で，圧に逆らって無理に押すことができないからなのです．

理由4：決められた単位を注射していない

インスリン療法の医療費はかなり高いです．もらったインスリンをできるだけ長持ちさせるために，約束したインスリン量を減らして注射している患者がいることが，糖尿病療養指導士のインタビューから発覚することが実はよくあります．また，低血糖が怖いという理由でこっそり減らしている患者もときどき経験します．とくにインスリンを注射する各食直前や眠前のタイミングで血糖値が70 mg/dL台だっだりすると，そのときの超速効型や持効型溶解インスリンをスキップしてしまう患者も多いようです．

普段のインスリン注射は，今の血糖値が高いからそれを下げるために注射するのではありません．**これから胃に入れるご飯によって上昇する血糖値を抑え込むために超速効型インスリンを打ち，夜中を中心に肝臓から血液中に放出されるブドウ糖の量を抑え込むために基礎インスリンを打っている**のです．寝る前の血糖値が高いからといって基礎インスリン量を増やしても，その場ですぐに効くわけではありません．ずっと後になって低血糖を起こしてしまうことがしばしばです．**図5**に示すのは「**責任インスリン**」の考え方です．この考え方をうまく理解できていない患者は多いと思いますが，意外に医師も理解できていないと思うことがよくあります．この件は前述していますのでご覧ください(p.41)．

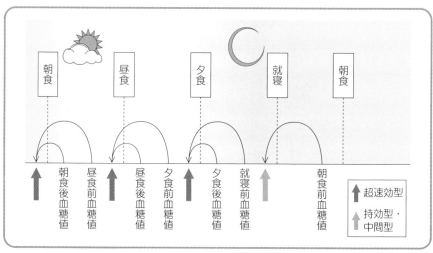

図5 「責任インスリン」の考え方（強化療法の場合）

コラム　スマートインスリンペン

　「ちゃんとインスリン注射はできてますよね？」「はい，もちろんです」
というやりとりはインスリン注射を行っているのにコントロールがもう一
歩の患者と主治医の間でよく交わされる会話です．SMBGをみてもどう
も血糖値のバラツキが大きいし，毎回処方時にインスリンの残状況をきく
と計算以上に残っている．ちゃんと打てているのかかなり怪しいわけで
す．しかし，SMBGのウソ申告と並んで，患者の申告しているアドヒア
ランスをあまり疑ってかかると診療に最も大事な患者との信頼関係が崩れ
てしまう恐れがあります．どうすればよいのでしょうか？　インスリンが
ちゃんと打てていない原因の多くは「うっかり」と「確信犯」だと思いま
す．「確信犯」については先述のとおりです（p.97「理由4：決められた単
位を注射していない」）．「うっかり」のなかには打ったかどうか不確かに
なってしまうこともあるでしょう．そんなとき，インスリン注射のペンに
ちゃんと注射の記録が示されると患者も主治医もとても助かります．「打っ
ていないのではないですか？」と疑われるより，ちゃんとした記録がある
ほうがお互いの「腹の探り合い」も不要となるのでスッキリしていいのか
なと思います．
　ノボ　ノルディスク　ファーマ社から最初に発売されたスマートインスリ
ンペンはノボペン6とノボペンエコープラスです（**図6**）．

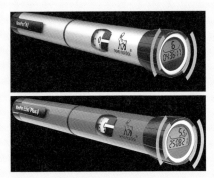

図 6　ノボペン 6（上）とノボペンエコープラス（下）
（ノボ ノルディスク ファーマより許諾を得て転載）

　ノボペン 6 は，①直近 800 回の注入ボタンを押した履歴を本体内部に自動記録，②投与履歴を NFC 対応のスマートフォンアプリに無線転送可能，③「最後に注入ボタンを押した単位および経過時間」を表示可能，④バッテリー交換や充電の必要なしで耐用年数 5 年，といった優れものです．

　ここでこのペンを使用したスウェーデン試験をご紹介しましょう．この試験はスウェーデンの 12 ヵ所の 1 型糖尿病センターにおけるスマートインスリンペンに関するリアルワールドエビデンスとなり非介入試験でノボペン 6 が使用されています．

　これまでスマートインスリンペンの使用歴がない強化療法中の 1 型糖尿病患者に，ベースライン時にスマートインスリンペンを渡します．スマートペン導入から Visit1 までの盲検化されたベースライン期間 a では，患者はスマートペンの使用を開始しましたが，投与データのダウンロードはしていません．初回のデータダウンロードは Visit1 に行われ，その時点で患者と医療従事者が初めてデータを一緒に確認しました．以降，来院ごとにスマートインスリンペンのデータをダウンロードし，診察中に患者と医療従事者が一緒に確認可能としました．この試験で主に検討されたことは以下の 2 点です．

- ・スマートインスリンペン導入後に観察された time in range（TIR）の増加により血糖コントロールの改善に貢献できるか
- ・スマートインスリンペン導入後に missed bolus dose（MBD：打ち忘れる追加インスリン投与）の変化で評価したアドヒアランスの改善があるか

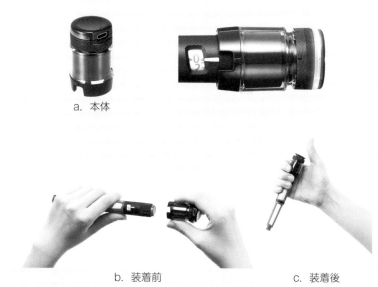

a. 本体

b. 装着前   c. 装着後

図7 Mallya
（ノボ ノルディスク ファーマより許諾を得て転載）

　結果は低血糖の増加をきたさない TIR の有意な増加と MBD の有意な減少を認めました．スマートインスリンペンが 1 型糖尿病患者のインスリン注射の打ち忘れおよび投与タイミングの遅れを減らし，食事のときのより適切な投与を支援し，インスリン療法に対するアドヒアランスを改善し，より良好な血糖コントロールにつながりうることを示しています．
　この後，使い捨てタイプのペン（フレックスタッチ）にかぶせるだけでスマートインスリンペンになる「Mallya」という製品も発売されました（**図7**）．性能はまったく変わりません．その後，サノフィからも「SoloSmart」という Mallya に相当する製品が発売されました．いずれの製品も持続血糖モニターにデータを飛ばすことも可能で単位数・注射時間などの入力が不要となる優れものです．

E 理由5：いつも同じ場所に注射しているので腹部に硬結ができている

　インスリン皮下注射を腹壁などの同じ部位に繰り返すと，皮下組織の炎症や脂肪細胞の肥大（lipohypertrophy）が起きます．患者自身がこの部位にさらに注射を続けるとインスリンの吸収が不安定となり，またインスリン分解が亢進し，血糖値が不安定になります．近年，インスリン注射により局所的なアミロイド沈着が惹起されることが報告されています．こうなると腹壁にボールが付いているような感じとなり"インスリンボール"ともよばれます．この脂肪の塊の部分は実は注射をしてもあまり痛くないので，患者は好んでさらにそこにばかり注射してしまうことがよくあります．結果，インスリン量はますます増量が必要となり，きわめて大量のインスリン注射を打つことになります．**「インスリンの効果が落ちてきたな」と思ったときは，必ず患者のお腹を診察するようにしましょう**．しかし，このような変化は突然起こるわけではありません．日々，徐々に進行していくのですが，はっきりインスリン量が増えるとかコントロールが悪化するとかがないと気がつきません．そこで当科で皮下組織の変化を定量的に診断する方法を確立したので，次頁のコラムにて紹介いたします．

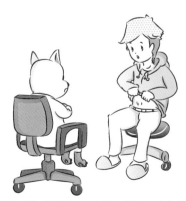

硬結ができている部分に注射をしている場合がある

コラム　長年のインスリン注射で起こる腹壁変化を画像化する！

　当科の内野　泰准教授のアイデアのもと，佐藤源記講師が中心に行った研究はちょっとユニークなものです．長年インスリン療法を行っている患者の腹壁を特殊な超音波機器（正確には shear wave elastography というそうです）により観察して画像化します．同じ場所にインスリンの皮下注射をしてどの程度その場所から血液中に吸収されたかを，濃度を測ることにより検証しました（**図8**）．

　触った感じでここは硬い／硬くないというのではなく，客観的に打つべきでない場所を簡単にプローブをあてただけで検索できるようになれば便利かもしれませんね．

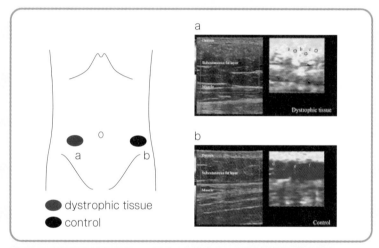

図8　B-mode エコー図と SWE 画像
a：病変部，b：健常部
赤丸で記された部分（a-f）の SWV を計測し，その3点平均をその組織の代表値としました．
(Sato G：J Diabetes Invetig 13；2022, 1004-1010 より引用)

やっぱりうまくいかない理由がわからない

インスリン療法によってもコントロールがよくならない理由が，問診や日常の血液検査などをみてもわからない患者は多数います．そんなときの対応を，2つのコラムにまとめてみました．

 流行りの持続血糖モニターを普段の診療で有効利用しよう！

持続血糖モニター（CGM）はインスリン療法を行っている患者，とくに頻回注射療法（MDI）を行っている1型糖尿病患者で多用されています．現在ではその保険適応範囲が2型糖尿病の basal supported oral therapy（BOT）の患者にまで広がり使用患者は私の施設でもかなり増えています．ただし，詳細はこの道の専門家の先生が多数いらっしゃるのでそのような先生方の著書をお読みください（違った角度からみた持続血糖モニターの有効利用についてはコラム（p.111）に記載しましたのでご覧ください）．

ここで私がお話ししたいのはリアルにその場で血糖推移がみられるタイプの CGM ではなく，装着しておいて後で確認するタイプの血糖モニターです．現在はフラッシュグルコースモニター（FGM）としてアボット社から発売されている FreeStyle リブレ Pro がご紹介したい CGM です．G6 とよばれる機器もこの使用が可能です．リアルタイムの CGM はそのときに血糖値やそのトレンド（上がっているのか，フラットなのか，下がっていくのか）を確認しながらインスリン量の調整や低血糖対応をするわけですが，リブレ Pro を私が使うのは，薬物療法や食事・運動療法を行っているのにコントロールがうまくいかない患者の血糖プロファイルを確認することにより介入方法を探るのが目的です．たとえば，いくら指導しても朝食前と夕食前しか血糖測定をしてくれない患者は多いですが，もってくる SMBG データはとても良好，しかし HbA1c は 8.0％……．「なぜでしょう」と問いかけても，「さて？」というお返事．このパターンの患者は CGM によるチェックがかなり有効な場合があります．ランチの後に長い時間高血糖，あるいは夕食が過食で明け方近くまで高血糖という人です．夕食後のちょっとしたデザートのつもりだったもので血糖値が大きく上昇していたケースもありました．患者本人も気づかない，血糖値を上げてしまう行動を見つけ出すことができる探偵として使ってみましょう（保険診療でこれを行う場合の施設基準として，その病院や医院で最低1名のインスリンポンプ治療をしている，という条件がありますのでご注意ください．施行が難しい場合は施行可能な専門施設と病診連携で検査依頼をするのも一手だと思います）．

VII. せっかくインスリン療法を始めたのにうまくいかないときのチェックポイント

コラム　インスリン注射と運動療法

　膵 β 細胞から分泌されたインスリンは 100％門脈を経て肝を通ります．
つまり内因性インスリンはまず肝で効いて，それから筋肉で作用します．
一方，インスリンの注射薬は皮下に注射するので毛細血管を経て大循環に
入ります．つまり，注射したインスリンの大部分は肝ではなく筋肉で作用
することになります．そこで問題になってくるのがインスリンの効き目と
運動の関係です．

　1 型糖尿病の患者でよく経験するのが，動けば動くほど血糖値が下がる
という現象です．1 型糖尿病の多くは内因性インスリンが枯渇しており，
肝にいたるインスリンは注射したインスリンが大循環から肝動脈を経てい
たるほんの一部です．残りの大部分が筋肉で効いているわけです．そうす
ると，超速効型インスリンを食前に打っても食事をした後の食後高血糖に
ならないようにするためにはインスリンとブドウ糖をたたえた血液を筋肉
に環流させる必要があります．それはすなわち運動することなのです．運
動療法でよく語られるのは，週 3〜4 回，30〜40 分以上など，いわゆる
「慢性効果」を期待する処方ですが，ことインスリン療法をしている患者
には少しでよいので食後に運動，というより動いてもらう，つまり「急性
効果」も必要であることを理解し，勧めていただきたいと思います．その
際は脈拍いくつとかあまり難しいことはいわず「食後 10 分休んでから，
家の周り 1 ブロックを歩いて 1 周してきてください」から始めればよいと
思います．きっと目を見張る食後高血糖の改善があるでしょう．私の持論
ですが，運動療法は運動習慣のない人にはとてもつらい治療法です．何よ
り効果がすぐに目に見えることが重要です．ですので，体重を落とすため
などというのはもってのほかでしょう．時間がないという患者も多いので
すが，食後 1 周だけならばきっとできるはずです．

VIII 今後上市予定のインスリン製剤

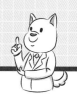

 A 高齢化が著しいわが国の糖尿病治療に必須の製剤，
週1回注射の基礎インスリン

　GLP-1受容体作動薬は当初1日1〜2回の注射薬として発売されましたが，その後2013年のビデュリオンを皮切りに2015年にトルリシティ，2020年にオゼンピック，2023年にはマンジャロ（正確にはGIP/GLP-1受容体作動薬）が発売されました．週1回の注射はやはり毎日打つ注射と違ってとても導入承諾が得やすく，アドヒアランスも高いのでとても有効な注射薬と考えてよいでしょう．また，インスリンを導入しても結局退院時には自己管理ができない主に高齢患者には，この週1回のGLP-1受容体作動薬が重宝するケースも多いです．しかし，GLP-1受容体作動薬はさまざまな作用機序がある，といってもインスリン分泌促進薬ですから，高度の内因性分泌低下例では効果が出にくい患者が多いです．そういう患者への残された手はトレシーバの週3回注射です．月水金に在宅看護で注射をしてもらうという方法ですが，この方法は毎日行う注射に比べるとコントロールの改善は有意に劣り，低血糖頻度は逆に有意に多いという結果が報告されています．高齢者に低血糖は厳禁なのでおのずと控えめなトレシーバの投与量となり，ますますコントロールの改善はもう一歩ということになっていました．したがってオフラベル，つまりトレシーバの正式な使用方法として週3回注射は認められていません．そんな状況下で2020年に週1回の基礎インスリン「イコデク」がフェーズⅡの論文で発表されました（**図1**）．

　イコデクのもともとのインスリン骨格は吸入インスリンとして開発されたもので，これに長鎖脂肪酸を付けたものです．これまでは免疫グロブリンの一部構造を付けたものが試されてきましたが，結局脂肪酸を付けてアルブミンとの強固な結合を図った点ではトレシーバのそれに近いように思います．フェーズⅡは主に2つの報告がありインスリン未使用の2型糖

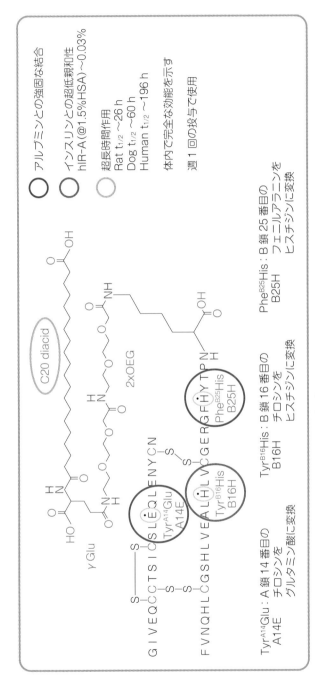

図1 週1回注射の新しい基礎インスリン［イコデク］
(Kjeldsen et al：J Med Chem 2021；64：8942-8950 より引用)

A. 高齢化が著しいわが国の糖尿病治療に必須の製剤，週1回注射の基礎インスリン

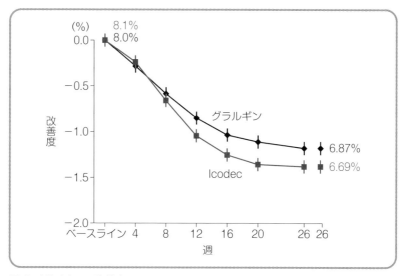

図2 HbA1cの改善度

尿病患者に対するもの（Rosenstock J et al：N Engl J Med 2020；383：2107-2116）と，既存のBOT患者への切り替えがあります．初回導入の検討では毎日1回のグラルギンと比較してHbA1cの改善度は非劣勢，軽い低血糖はやや多く，重症低血糖には差がないという結果でした（**図2**）．

　軽い低血糖がやや多いというのは週1回製剤にもかかわらず増量のアルゴリズムが毎週1回（変更日までの3日間の平均値を採用），グラルギンは毎日というルールでありイコデクの効果が100％出る前のデータを含めてアルゴリズムを運用してることが影響しているものと思われます．

　すでに基礎インスリンで治療中の2型糖尿病患者への切り替えの検討は，ちょっと面白いので詳しく紹介しましょう（**図3**）．

　イコデクは作用時間が長い分，最初の効果の立ち上がりが遅いのは当然のことで，もしそのまま10単位のグラルギンから70単位のイコデクに切り替えると一過性に血糖値が悪化することが予想されます（**図4**）．そこで，これを避けるために考案されたのが切り替え初回に限った倍量投与です（**図3**）．つまり，10単位のグラルギンからイコデクへの切り替え初回のみ140単位注射するということです．

　ご覧のように，最初に倍量投与しなかった群では空腹時血糖値がこれま

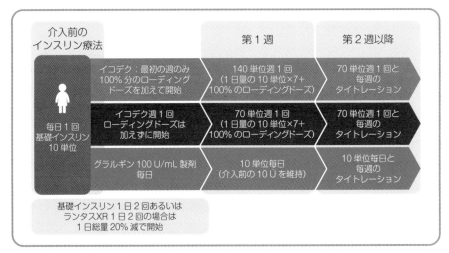

図3 試験介入前の基礎インスリン量が10単位だった場合のそれぞれの投与量
(Bajaj et al : Diabetes Care 2021 ; 44 : 1586-1594 より引用)

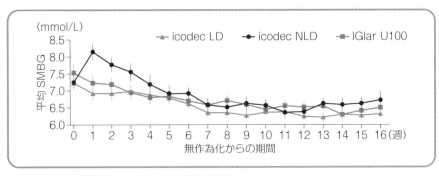

図4 空腹時血糖値(SMBG)と投与量の変遷
(Bajaj et al : Diabetes Care 2021 ; 44 : 1586-1594 より引用)

でよりもグンッと上がってしまっています．以後は徐々に追いついていき
ますが，HbA1c は16週目では倍量投与した群に追いついておらず至適
血糖範囲(70〜180 mg/dL)，TIR も及ばない結果となっています(**図5**)．
　その後，フェーズⅢa の試験 ONWARDS 1〜6 が発表され，フェーズⅡ
のときより安全かつ効果的な調節方法を行った(倍量投与でなく 1.5 倍に
したりアルゴリズムを少し緩くした)結果，多くの試験で 1 日 1 回の基礎

A．高齢化が著しいわが国の糖尿病治療に必須の製剤，週1回注射の基礎インスリン

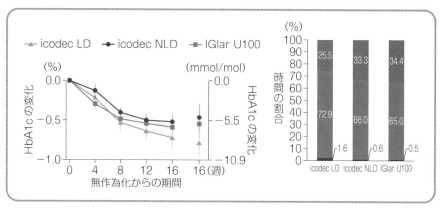

図5 HbA1cの変化と16週におけるTIR
（Bajaj et al：Diabetes Care 2021；44：1586-1594 より引用）

表1 ONWARDS 1-6 trials の概要

	対象患者	前治療	対照薬	注釈
ONWARDS 1	2型DM（N 984）	インスリンnaïve	グラルギンU100	52週，二重盲検，CGM
ONWARDS 2	2型DM（N 526）	BOTからの切り替え	デグルデク	26週開始量7倍 最初の週だけ1.5倍
ONWARDS 3	2型DM（N 588）	インスリンnaïve	デグルデク	26週二重盲検
ONWARDS 4	2型DM（N 582）	BBTの基礎インスリンを切り替え	グラルギンU100	
ONWARDS 5	2型DM（N1085）	インスリンnaïve	グラルギンU100 U300 デグルデク	長い訪問間隔を設定，推奨用量を提案するアプリを用いた treat to target
ONWARDS 6	1型DM（N 583）	BBTの基礎インスリンを切り替え	デグルデク	

＜ONWARD1-4,6 調整アルゴリズム＞
※ONWARDS5は専用のアプリを用いて調整

朝食前血糖値（mg/dL）	イコデク（U/w）	対照薬（U/d）
＞130	＋20	＋3
80-130	0	0
＜80	−20	−3

（Athena PT et al：Diabetes Obes Metab 2023；25：331-341 より引用）

インスリンに比しHbA1cの有意な改善，同等頻度の低血糖が報告されています（**表1，図6，図7**）．

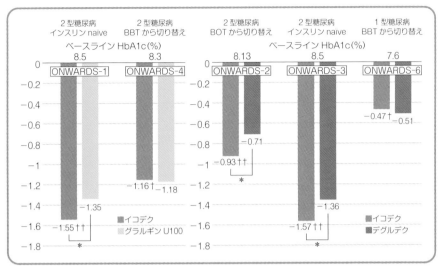

図6　ONWARDS 1-6 trials の概要：HbA1c の変化量
(Singh AK et al : Diabetes Metab Syndr 2022 ; 16 : 102615 より引用)

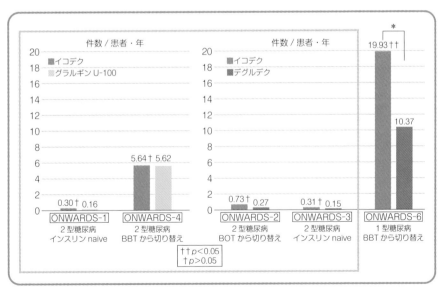

図7　ONWARDS 1-6 trials の概要：低血糖の頻度
(Singh AK et al : Diabetes Metab Syndr 2022 ; 16 : 102615 より引用)

表 2　週 1 回の基礎インスリンは今後どのように活用される？

1．新しい BOT
2．自己管理ができないインスリン必須の高齢患者に
3．週 1 回の GLP-1 受容体作動薬と配合

　ただし，実際にどのような使い方が最も効果的で安全かは，臨床使用が可能となったところで経験を積むことが重要と考えます．

　さて，この週 1 回基礎インスリンがどのようなシーンでより汎用されるか，今後の対象患者について私は**表 2** のように考えています．

　海外ではセマグルチドとの配合剤について最も注目されているように感じますが，高齢化社会を抱えるわが国においてはやはり自己管理のできない高齢者への適応が最も重要ではないかと考えます．とくに非肥満型の高齢者では，1 型糖尿病のインスリン依存状態とまではいわなくてもそれに近い状態となると基礎インスリンなしでは代謝失調に近い状態，すなわち体重減少が起こってしまい，容易にフレイルの状況に陥るでしょう．多くの自己管理のできない高齢者では，その治療目的が合併症予防というよりは目先の寿命の確保ということになりますから，週に 1 回の注射で何とかコントロールできるのはとてもありがたいことです．「こんなインスリンが欲しい！」と日々の診療でどなたもが感じていると思います．臨床現場でこの製剤が早く使用できるようになるのを心待ちにしています．

　現状では 2024 年内での日本国内発売が予想されています．

コラム　持続血糖モニターの利用法を考え直す

　持続血糖モニターの進化は著しく，保険適用の拡大も手伝ってその利用は専門医の域を超える状況になりつつあります．現在の保険適用は 1 日 1 回でもインスリン療法をしていれば OK ということになっていますが，はたして空腹時血糖で treat to target 可能な基礎インスリン 1 回注射などで持続血糖モニターを導入する意味があるでしょうか？　私も正直「4 回注射ならまだしも」と思っていました．しかし，名古屋大学の有馬教授の教室の臨床研究の結果をみて考え方が 180 度変わりました．その研究をご紹介しましょう．

　対象はインスリン未治療の 2 型糖尿病患者 100 名です．半数には血糖自己測定（SMBG）器を，半数には isCGM（フリースタイルリブレ，アボッ

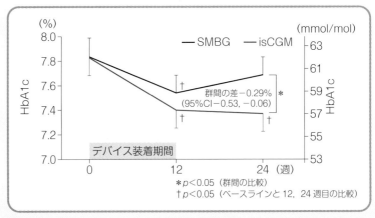

図8　iscGM と SMBG 群の HbA1c の変化（ベースライン，12 週目と 24 週目）
(Wada E et al：BMJ Open Diab Res Care 2020；8：e001115 より引用)

ト社)を 12 週間使用してもらい，その 12 週間での血糖コントロールの改善度およびこれらの測定を中止した後 12 週(都合 24 週後)のコントロールを両群で比較しました．その結果は図8 のとおりです．
　介入後 12 週で持続モニターを使用した群も SMBG 群も，ベースラインに比し有意な HbA1c の改善が認められました．しかし私が何より注目したのは，その後これらのモニターを中止して 12 週後には SMBG ではその効果が消失してしまう(HbA1c が元に戻る)のに対して iscGM はモニターを中止してもその効果は残存(HbA1c は低下したまま)していたということです．SMBG でも iscGM でもリアルタイムにその値をみていろいろ対応することが可能ですが，もう，みられなくなっている 24 週後でもコントロールの改善が保持されたのは iscGM 群で患者に行動変容が起こったことが示唆されます．おそらく私が想像するに「こんなものを食べるとこんな曲線で血糖値が動く」というのが持続モニターをすることにより頭に入りやすくなったのではないかと思います．モニター頻度については論文に記載されていませんが，スマホが使用できるので頻度は必然的に高くなると予想されます．スマホは近年多くの人が肌身離さず，まるで身体の一部かのように持ち歩いているのでこれで測定できるというのは大きいです．SMBG 器を用意して一点ずつ測定するのとは格段に違って，食事ごとの血糖の上がり方のイメージなどが伝わりやすいです．実際，かく言う私も iscGM を試験的につけてみたときに経験した血糖変動は普段の食生活に反映されていました．

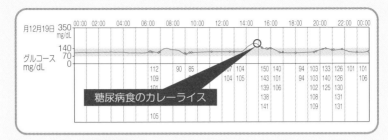

図9　月曜日の血糖変動

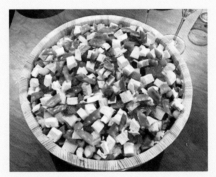

図10　海鮮バラ寿司

　図9は私が実際にisCGMをつけていた月曜日の血糖変動です．お昼の食後の血糖値が200 mg/dL近くまで上昇しました．実はこれは大学病院の1日20単位糖尿病食の昼食の検食をしたのですが，その日はカレーライスでした．白米は150 g使用されていたのですが，こんなに血糖値が上がるのです．以後，私は絶対にカレーライスをおかわりすることはなくなりました．

　また，同じ週の土曜日，実は私は料理をつくるのがけっこう好きなのですが，クリスマスイブでしたので張り切って朝から**図10**のような海鮮バラ寿司をつくりました．

　レシピどおりにやったので，寿司飯に投入した砂糖の量がハンパなく多いのに驚いたのですが，思ったとおりのクリスマスっぽいバラ寿司ができたのでお昼にがっつり食べてしまったところ，ご覧のように食後血糖値は222 mg/dLと「ついに糖尿病を発症したか！」と思うような値が飛び出しました（**図11**）．それ以来，バラ寿司を含む寿司飯をあまりたくさんとらないようにかなり注意するようになりました．

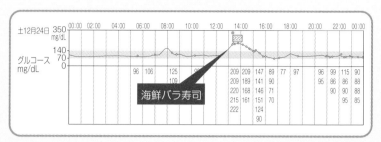

図11　土曜日の血糖変動

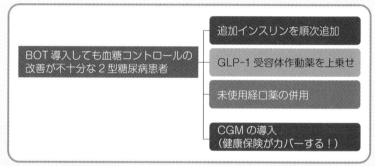

図12　BOT で効果不十分なときの次の一手：CGM を検査としてでなく治療手段と考えてみる

　まさに患者も同じような経験を最初の 12 週間でして，その効果が次の 12 週間にも残っていったのではないかと思いました．この試験は対象患者がインスリン未使用なのですが，当然 BOT の患者でも変わらない効果が期待できると思います．血糖モニターはインスリン量を決めたり，食習慣のよくないところを見つけ出すために「検査」として使われてきたのですが，名古屋大学の結果を，そして自身の経験を考えてみると，「検査」としてでなく「治療」と考えてもよいのではないでしょうか？　インスリン療法の強化のためのアルゴリズムでは，最初に基礎インスリンから導入する BOT で不十分ならボーラスインスリンを順次追加するとか GLP-1 受容体作動薬をのせるとか，もちろん未使用の内服薬の追加などを考えますが，その代わりに CGM を一定期間導入することも選択肢に入れてもよいのではないかと思います（**図12**）．これまで強化療法にしか保険適用にならなかったこのテクニックが BOT でもカバーされることになったのですから，この機を逃すのはもったいないですよね．

付　録

インスリン関連の医療保険点数一覧
（2022 年 4 月版）

■在宅自己注射指導管理料（2022 年 4 月改定）

複雑な場合	1,230 点
上記以外の場合 　月 27 回以下の場合 　月 28 回以上の場合	 650 点 750 点

　別に厚生労働大臣が定める注射薬の自己注射を行っている入院中の患者以外の患者に対して，自己注射に関する指導管理を行った場合に算定する．ただし，同一月に区分番号 B001−2−12 に掲げる外来腫瘍化学療法診療料又は第 6 部の通則第 6 号に規定する外来化学療法加算を算定している患者については，当該管理料を算定できない．

　初回の指導を行った日の属する月から起算して 3 月以内の期間に当該指導管理を行った場合には，導入初期加算として，3 月を限度として，580 点を所定点数に加算する．

　処方の内容に変更があった場合には，注 2 の規定にかかわらず，当該指導を行った日の属する月から起算して 1 月を限度として，1 回に限り導入初期加算を算定できる．

　患者に対し，バイオ後続品に係る説明を行い，バイオ後続品を処方した場合には，バイオ後続品導入初期加算として，当該バイオ後続品の初回の処方日の属する月から起算して 3 月を限度として，150 点を所定点数に加算する．

　別に厚生労働大臣が定める施設基準に適合しているものとして地方厚生局長等に届け出た保険医療機関において，在宅自己注射指導管理料を算定すべき医学管理を情報通信機器を用いて行った場合は，所定点数に代えて，それぞれ 1,070 点又は 566 点若しくは 653 点を算定する．

■注入器加算：300 点

　別に厚生労働大臣が定める注射薬の自己注射を行っている入院中の患者以外の患者に対して，注入器を処方した場合に第 1 款の所定点数に加算

する．

■血糖自己測定器加算（2022 年 4 月改定）

1 月 20 回以上測定する場合	2 月 30 回以上測定する場合	3 月 40 回以上測定する場合	4 月 60 回以上測定する場合	5 月 90 回以上測定する場合	6 月 120 回以上測定する場合	7 間歇スキャン式持続血糖測定器によるもの
350 点	465 点	580 点	830 点	1,170 点	1,490 点	1,250 点

　1 から 4 までについては，入院中の患者以外の患者であって次に掲げるものに対して，血糖自己測定値に基づく指導を行うため血糖自己測定器を使用した場合に，3 月に 3 回に限り，第 1 款の所定点数に加算する．

　1)インスリン製剤又はヒトソマトメジン C 製剤の自己注射を 1 日に 1 回以上行っている患者(1 型糖尿病の患者及び膵全摘後の患者を除く．)

　2)インスリン製剤の自己注射を 1 日に 1 回以上行っている患者(1 型糖尿病の患者又は膵全摘後の患者に限る．)

　3)12 歳未満の小児低血糖症の患者

　4)妊娠中の糖尿病患者又は妊娠糖尿病の患者(別に厚生労働大臣が定める者に限る．)

　5 及び 6 については，入院中の患者以外の患者であって次に掲げるものに対して，血糖自己測定値に基づく指導を行うため，血糖自己測定器を使用した場合に，3 月に 3 回に限り，第 1 款の所定点数に加算する．

　1)インスリン製剤の自己注射を 1 日に 1 回以上行っている患者(1 型糖尿病の患者又は膵全摘後の患者に限る．)

　2)12 歳未満の小児低血糖症の患者

　3)妊娠中の糖尿病患者又は妊娠糖尿病の患者(別に厚生労働大臣が定める者に限る．)

　7 については，インスリン製剤の自己注射を 1 日に 1 回以上行っている入院中の患者以外の患者に対して，血糖自己測定値に基づく指導を行うため，間歇スキャン式持続血糖測定器を使用した場合に，3 月に 3 回に限り，第 1 款の所定点数に加算する．

　SGLT2 阻害薬を服用している 1 型糖尿病の患者に対して，血中ケトン体自己測定器を使用した場合は，血中ケトン体自己測定器加算として，3

月に3回に限り，40点を更に第1款の所定点数に加算する．

■注入器用注射針加算

治療上の必要があって，1型糖尿病若しくは血友病の患者又はこれらの患者に準ずる状態にある患者に対して処方した場合	200点
上記以外の場合	130点

　別に厚生労働大臣が定める注射薬の自己注射を行っている入院中の患者以外の患者に対して，注入器用の注射針を処方した場合に，第1款の所定点数に加算する．

■間歇注入シリンジポンプ加算

プログラム付きシリンジポンプ	2,500点
上記以外のシリンジポンプ	1,500点

　別に厚生労働大臣が定める注射薬の自己注射を行っている入院中の患者以外の患者に対して，間歇注入シリンジポンプを使用した場合に，2月に2回に限り第1款の所定点数に加算する．

■持続血糖測定器加算

	2個以下の場合	3個又は4個の場合	5個以上の場合
間歇注入シリンジポンプと連動する持続血糖測定器を用いる場合	1,320点	2,640点	3,300点
間歇注入シリンジポンプと連動しない持続血糖測定器を用いる場合	1,320点	2,640点	3,300点

　別に厚生労働大臣が定める施設基準に適合しているものとして地方厚生局長等に届け出た保険医療機関において，別に厚生労働大臣が定める注射薬の自己注射を行っている入院中の患者以外の患者に対して，持続血糖測定器を使用した場合に，2月に2回に限り，第1款の所定点数に加算する．

　当該患者に対して，プログラム付きシリンジポンプ又はプログラム付きシリンジポンプ以外のシリンジポンプを用いて，トランスミッターを使用

した場合は，2月に2回に限り，第1款の所定点数にそれぞれ3,230点又は2,230点を加算する．ただし，この場合において，区分番号C152に掲げる間歇注入シリンジポンプ加算は算定できない．

■在宅妊娠糖尿病患者指導管理料

在宅妊娠糖尿病患者指導管理料1	150点
在宅妊娠糖尿病患者指導管理料2	150点

　在宅妊娠糖尿病患者指導管理料1については，妊娠中の糖尿病患者又は妊娠糖尿病の患者（別に厚生労働大臣が定めるものに限る）であって入院中の患者以外の患者に対して，周産期における合併症の軽減のために適切な指導管理を行った場合に算定する．

　在宅妊娠糖尿病患者指導管理料2については，在宅妊娠糖尿病患者指導管理料1を算定した入院中の患者以外の患者に対して，分娩後も継続して血糖管理のために適切な指導管理を行った場合に，当該分娩後12週の間，1回に限り算定する．

　(1)在宅妊娠糖尿病患者指導管理料1は，妊娠中の糖尿病患者又は妊娠糖尿病の患者であって，下記の者のうち，血糖自己測定値に基づく指導を行うため血糖測定器を現に使用している者に対して，適切な療養指導を行った場合に算定する．妊娠中の糖尿病患者又は妊娠糖尿病患者のうち，以下のA又はBに該当する者

　A　以下のいずれかを満たす糖尿病である者（妊娠時に診断された明らかな糖尿病）

　　1)空腹時血糖値が126 mg/dL以上

　　2)HbA1cがJDS値で6.1％以上（NGSP値で6.5％以上）

　　3)随時血糖値が200 mg/dL以上

　　　(注)3)の場合は，空腹時血糖値又はHbA1cで確認すること．

　　4)糖尿病網膜症が存在する場合

　B　ハイリスクな妊娠糖尿病である者

　　1)HbA1cがJDS値で6.1％未満（NGSP値で6.5％未満）で75 gOGTT2時間値が200 mg/dL以上

　　2)75 gOGTTを行い，次に掲げる項目に2項目以上該当する場合又

は非妊娠時の BMI が 25 以上であって，次に掲げる項目に 1 項目
以上該当する場合

①空腹時血糖値が 92 mg/dL 以上

② 1 時間値が 180 mg/dL 以上

③ 2 時間値が 153 mg/dL 以上

（2）在宅妊娠糖尿病患者指導管理料 2 は，（1）に該当し，妊娠中に在宅
妊娠糖尿病患者指導管理料 1 を算定した患者であって，引き続き分娩後
における血糖管理を必要とするものについて，当該分娩後 12 週間以内に
適切な療養指導を行った場合に，1 回に限り算定する．

インスリン製剤，GLP-1 受容体作動薬，配合剤一覧

■インスリンアナログ製剤

ディスポーザブル型製剤

	薬剤名	製造販売会社名	規格・単位	
超速効型	フィアスプ®注フレックスタッチ®	ノボ ノルディスク ファーマ	300 単位 1 キット	
	ルムジェブ®注ミリオペン®	日本イーライリリー	300 単位 1 キット	
	アピドラ®注ソロスター®	サノフィ	300 単位 1 キット	
	ヒューマログ®注ミリオペン®	日本イーライリリー	300 単位 1 キット	
	ノボラピッド®注フレックスペン®	ノボ ノルディスク ファーマ	300 単位 1 キット	
	ノボラピッド®注イノレット®（24 年 6 月販売終了予定）	ノボ ノルディスク ファーマ	300 単位 1 キット	
混合型	ノボラピッド®30 ミックス注フレックスペン®	ノボ ノルディスク ファーマ	300 単位 1 キット	
	ノボラピッド®50 ミックス注フレックスペン®	ノボ ノルディスク ファーマ	300 単位 1 キット	
	ヒューマログ®ミックス 25 注ミリオペン®	日本イーライリリー	300 単位 1 キット	
	ヒューマログ®ミックス 50 注ミリオペン®	日本イーライリリー	300 単位 1 キット	
持効型溶解型	ランタス®注ソロスター®	サノフィ	300 単位 1 キット	
	レベミル®注フレックスペン®	ノボ ノルディスク ファーマ	300 単位 1 キット	
	レベミル®注イノレット®	ノボ ノルディスク ファーマ	300 単位 1 キット	
	トレシーバ®注フレックスタッチ®	ノボ ノルディスク ファーマ	300 単位 1 キット	
	ランタス XR®注ソロスター®	サノフィ	450 単位 1 キット	
配合溶解	ライゾデグ®注フレックスタッチ®	ノボ ノルディスク ファーマ	210+90 単位 1 キット ※ 3 mL 1 キット	

薬価(円)	作用動態 0 4 8 12 16 20 24 28	作用発現時間	最大作用発現時間	作用持続時間
1,826		ノボラピッド注の作用発現より5分速い	1～3時間	3～5時間
1,374		—	—	—
1,927		15分未満	0.5～1.5時間	3～5時間
1,342		15分未満	0.5～1.5時間	3～5時間
1,817		10～20分	1～3時間	3～5時間
1,761				
1,829		10～20分	1～4時間	約24時間
1,811		10～20分	1～4時間	約24時間
1,388		15分未満	0.5～6時間	18～24時間
1,366		15分未満	0.5～4時間	18～24時間
1,685		1～2時間	ピークなし	約24時間
2,317		約1時間	3～14時間	約24時間
2,168				
2,343		約1時間	3～14時間	約24時間
2,445		1～2時間	ピークなし	約32時間
1,990		10～20分	1～3時間	42時間以上

カートリッジ交換型製剤

	薬剤名	製造販売会社名	規格・単位
超速効型	フィアスプ®注ペンフィル®	ノボ ノルディスク ファーマ	300 単位 1 筒
	ルムジェブ®注カート	日本イーライリリー	300 単位 1 筒
	アピドラ®注カート	サノフィ	300 単位 1 筒
	ヒューマログ®注カート	日本イーライリリー	300 単位 1 筒
	ノボラピッド®注ペンフィル®	ノボ ノルディスク ファーマ	300 単位 1 筒
混合型	ノボラピッド®30 ミックス注ペンフィル®	ノボ ノルディスク ファーマ	300 単位 1 筒
	ヒューマログ® ミックス 25 注カート	日本イーライリリー	300 単位 1 筒
	ヒューマログ® ミックス 50 注カート	日本イーライリリー	300 単位 1 筒
持効型溶解型	ランタス®注カート	サノフィ	300 単位 1 筒
	レベミル®注ペンフィル®	ノボ ノルディスク ファーマ	300 単位 1 筒
	トレシーバ®注ペンフィル®	ノボ ノルディスク ファーマ	300 単位 1 筒

バイアル製剤

	薬剤名	製造販売会社名	規格・単位
超速効型	フィアスプ®注 100 単位 /mL	ノボ ノルディスク ファーマ	100 単位 1 mL バイアル
	ルムジェブ® 100 単位 /mL	日本イーライリリー	100 単位 1 mL バイアル
	アピドラ®注 100 単位 /mL	サノフィ	100 単位 1 mL バイアル
	ヒューマログ®注 100 単位 /mL	日本イーライリリー	100 単位 1 mL バイアル
	ノボラピッド®注 100 単位 /mL	ノボ ノルディスク ファーマ	100 単位 1 mL バイアル
持効型溶解型	ランタス®注 100 単位 /mL	サノフィ	100 単位 1 mL バイアル

B．インスリン製剤，GLP-1 受容体作動薬，配合剤一覧

薬価(円)	作用動態 0 4 8 12 16 20 24 28	作用発現時間	最大作用発現時間	作用持続時間
1,207		ノボラピッド注の作用発現より5分速い	1～3時間	3～5時間
1,158		—	—	—
1,407		15分未満	0.5～1.5時間	3～5時間
1,129		15分未満	0.5～1.5時間	3～5時間
1,267		10～20分	1～3時間	3～5時間
1,285		10～20分	1～4時間	約24時間
1,111		15分未満	0.5～6時間	18～24時間
1,107		15分未満	0.5～4時間	18～24時間
1,280		1～2時間	ピークなし	約24時間
1,702		約1時間	3～14時間	約24時間
1,678		該当なし	ピークなし	42時間以上

薬価(円)	作用動態 0 4 8 12 16 20 24 28	作用発現時間	最大作用発現時間	作用持続時間
309		ノボラピッド注の作用発現より5分速い	1～3時間	3～5時間
271		—	—	—
326		15分未満	0.5～1.5時間	3～5時間
265		15分未満	0.5～1.5時間	3～5時間
311		10～20分	1～3時間	3～5時間
307		1～2時間	ピークなし	約24時間

■ BS

ディスポーザブル型製剤

	薬剤名	製造販売会社名	規格・単位	
超速効型	インスリンリスプロ BS 注ソロスター ® HU「サノフィ」	サノフィ	300 単位 1 キット	
	インスリンアスパルト BS 注ソロスター ® NR「サノフィ」	サノフィ	300 単位 1 キット	
持効型溶解	インスリングラルギン BS 注ミリオペン ®「リリー」	日本イーライリリー	300 単位 1 キット	
	インスリングラルギン BS 注キット「FFP」	三和化学		

カートリッジ交換型製剤

	薬剤名	製造販売会社名	規格・単位
超速効型	インスリンリスプロ BS 注カート HU「サノフィ」	サノフィ	300 単位 1 筒
	インスリンアスパルト BS 注カート NR「サノフィ」	サノフィ	300 単位 1 筒
持効型溶解	インスリングラルギン BS 注キット「リリー」	日本イーライリリー	300 単位 1 筒

バイアル製剤

	薬剤名	製造販売会社名	規格・単位	
超速効型	インスリンリスプロ BS 注 100 単位 /mL HU「サノフィ」	サノフィ	100 単位 1 mL バイアル	
	インスリンアスパルト BS 注 100 単位 /mL NR「サノフィ」	サノフィ	100 単位 1 mL バイアル	

薬価(円)	作用動態 0 4 8 12 16 20 24 28	作用発現時間	最大作用発現時間	作用持続時間
1,128		15 分未満	0.5 〜 1.5 時間	3〜5時間
1,380		10 〜 20 分	1 〜 3 時間	3〜5時間
1,241		1 〜 2 時間	ピークなし	約24時間

薬価(円)	作用動態 0 4 8 12 16 20 24 28	作用発現時間	最大作用発現時間	作用持続時間
522		15 分未満	0.5 〜 1.5 時間	3〜5時間
732		15 分未満	0.5 〜 1.5 時間	3〜5時間
790		1 〜 2 時間	ピークなし	約24時間

薬価(円)	作用動態 0 4 8 12 16 20 24 28	作用発現時間	最大作用発現時間	作用持続時間
177		15 分未満	0.5 〜 1.5 時間	3〜5時間
215		10 〜 20 分	1 〜 3 時間	3〜5時間

■ヒトインスリン製剤

ディスポーザブル型製剤

	薬剤名	製造販売会社名	規格・単位
速効型	ヒューマリン® R 注ミリオペン®	日本イーライリリー	300 単位 1 キット
	ノボリン® R 注フレックスペン®	ノボ ノルディスク ファーマ	300 単位 1 キット
混合型	ヒューマリン® 3/7 注ミリオペン®	日本イーライリリー	300 単位 1 キット
	ノボリン® 30R 注フレックスペン®	ノボ ノルディスク ファーマ	300 単位 1 キット
	イノレット® 30R 注(24 年 6 月販売終了予定)	ノボ ノルディスク ファーマ	300 単位 1 キット
中間型	ヒューマリン® N 注ミリオペン®	日本イーライリリー	300 単位 1 キット
	ノボリン® N 注フレックスペン®	ノボ ノルディスク ファーマ	300 単位 1 キット

カートリッジ交換型製剤

	薬剤名	製造販売会社名	規格・単位
速効型	ヒューマリン® R 注カート	日本イーライリリー	300 単位 1 筒
混合型	ヒューマリン® 3/7 注カート	日本イーライリリー	300 単位 1 筒
中間型	ヒューマリン® N 注カート	日本イーライリリー	300 単位 1 筒

バイアル製剤

	薬剤名	製造販売会社名	規格・単位
速効型	ヒューマリン® R 注 100 単位 /mL	日本イーライリリー	100 単位 1 mL バイアル
	ノボリン® R 注 100 単位 /mL	ノボ ノルディスク ファーマ	100 単位 1 mL バイアル
混合型	ヒューマリン® 3/7 注 100 単位 /mL	日本イーライリリー	100 単位 1 mL バイアル
中間型	ヒューマリン® N 注 100 単位 /mL	日本イーライリリー	100 単位 1 mL バイアル

薬価(円)	作用動態 0 4 8 12 16 20 24 28	作用発現時間	最大作用発現時間	作用持続時間
1,386		0.5～1 時間	1～3 時間	5～7時間
1,559		0.5 時間	1～3 時間	約8時間
1,492		0.5～1 時間	2～12 時間	18～24時間
1,676		0.5 時間	2～8 時間	約24時間
1,615				
1,466		1～3 時間	8～10 時間	18～24時間
1,657		約1.5 時間	4～12 時間	約24時間

薬価(円)	作用動態 0 4 8 12 16 20 24 28	作用発現時間	最大作用発現時間	作用持続時間
1,049		0.5～1 時間	1～3 時間	5～7時間
1,073		0.5～1 時間	2～12 時間	18～24時間
1,077		1～3 時間	8～10 時間	18～24時間

薬価(円)	作用動態 0 4 8 12 16 20 24 28	作用発現時間	最大作用発現時間	作用持続時間
257		0.5～1 時間	1～3 時間	5～7時間
287		0.5 時間	1～3 時間	約8時間
319		0.5～1 時間	2～12 時間	18～24時間
293		1～3 時間	8～10 時間	18～24時間

■ GLP-1 受容体作動薬

	薬剤名	製造販売会社名	規格・単位	
注射薬	オゼンピック®皮下注2mg	ノボ ノルディスク ファーマ	2mg 1キット	
	ビクトーザ®皮下注18mg	ノボ ノルディスク ファーマ	18mg 1キット	
	バイエッタ®皮下注5 μgペン300	アストラゼネカ	300 μg 1キット (5 μg)	
	バイエッタ®皮下注10 μgペン300	アストラゼネカ	300 μg 1キット (10 μg)	
	リキスミア®皮下注300 μg	サノフィ	300 μg1キット	
	トルリシティ®皮下注0.75mgアテオス®	日本イーライリリー	0.75mg 1キット (SD)	
経口薬	リベルサス®錠3mg	ノボ＝MSD	3mg 1錠	
	リベルサス®錠7mg	ノボ＝MSD	7mg 1錠	
	リベルサス®錠14mg	ノボ＝MSD	14mg 1錠	

SD：single dose

■ GIP/GLP-1 受容体作動薬

	薬剤名	製造販売会社名	規格・単位	
注射薬	マンジャロ®皮下注2.5mgアテオス®	日本イーライリリー・田辺三菱	2.5mg 0.5mL (SD)	
	マンジャロ®皮下注5.0mgアテオス®	日本イーライリリー・田辺三菱	5.0mg 0.5mL (SD)	
	マンジャロ®皮下注7.5mgアテオス®	日本イーライリリー・田辺三菱	7.5mg 0.5mL (SD)	
	マンジャロ®皮下注10mgアテオス®	日本イーライリリー・田辺三菱	10mg 0.5mL (SD)	
	マンジャロ®皮下注12.5mgアテオス®	日本イーライリリー・田辺三菱	12.5mg 0.5mL (SD)	
	マンジャロ®皮下注15mgアテオス®	日本イーライリリー・田辺三菱	15mg 0.5mL (SD)	

■持効型溶解インスリン・GLP-1 受容体作動薬配合剤

	薬剤名	製造販売会社名	規格・単位	
プレフィルド/キット製剤	ゾルトファイ®配合注フレックスタッチ®	ノボ ノルディスク ファーマ	300ドーズ 1キット	
	ソリクア®配合注ソロスター®	サノフィ	300ドーズ 1キット	

B．インスリン製剤，GLP-1 受容体作動薬，配合剤一覧

薬価(円)	ヒト型／アメリカドクトカゲ型	短時間型／長時間型	使用頻度
11,008	ヒト型	長時間型	週1回
9,473	ヒト型	長時間型	1日1回
8,792	アメリカドクトカゲ型	短時間型	1日2回
8,792	アメリカドクトカゲ型	短時間型	1日2回
5,389	アメリカドクトカゲ型	短時間型	1日1回
2,917	ヒト型	長時間型	週1回
139.6	ヒト型	長時間型	1日1回
325.7	ヒト型	長時間型	1日1回
488.5	ヒト型	長時間型	1日1回

薬価(円)
1,924
3,848
5,772
7,696
9,620
11,544

薬価(円)	
5,121	デグルデクとリラグルチドの配合
5,727	グラルギンとリキシセナチドの配合

C　インスリン導入の際に役立つ資料

　実際にインスリン導入を行うときに，患者に確認してもらうための
チェックリストやコンパクトな医療従事者向けのマニュアルを，インスリ
ンや血糖測定機器などを販売している企業から提供してもらえる場合があ
ります．自施設で独自の資料をつくることももちろん大切ですが，可能で
あれば，企業が作成した資料もぜひ活用してみてください．たとえば**図1**
はエムベクタ社により作成されているインスリン自己注射チェックリスト
を含むキットです．注射位置のローテーションを促すシートも入ってい
て，患者自身が使う資料として優れものです．

　また，**図2**は私自身が"まじめに"監修して，日本イーライリリー社
から発行された「食後血糖管理のためのインスリン治療マニュアル」で
す．新規の超速効型インスリンの有効利用を含めたさまざまなインスリン
導入シーンについてのコツなどを医療従事者向けにマニュアル化したもの
で，ぜひ手にとっていただきたい仕上がりになっています．

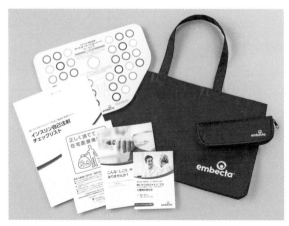

図1　インスリン自己注射チェックリスト
（エムベクタ社より許諾を得て転載）

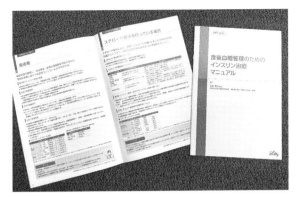

図2　食後血糖管理のためのインスリン治療マニュアル
（日本イーライリリー社より許諾を得て転載）

いずれの資料についても，各企業の担当者様に詳細をご確認ください．

あとがき

　1997 年夏，これまでの大阪大学での研究医の生活に決別し，西宮市立中央病院でべったり臨床医として働き始めてからすでに 26 年が過ぎました．西宮では日々の糖尿病診療が楽しく，とくにインスリン導入の虜になり日本糖尿病学会主催の「糖尿病学の進歩」にはメディカルスタッフと一緒に毎年通って最前列で聴講，ほとんどの演者に質問していました．7 年後には当時の順天堂大学 河盛隆造教授に誘われ，何も迷うことなく東京へ．その目標はわが国のインスリン療法の代表的な牽引者のひとりになることでした．順天堂大学では多くの元気な若手医師と共に臨床研究に打ち込むことができて本当に充実した日々でした．東京へ渡って数年後の 2008 年，毎年通ったその「糖尿病学の進歩」の第 42 回の世話人で当時香川大学教授の石田俊彦先生から「インスリン療法について教育講演をお願いします」という依頼が届きました．まさに，夢を見ているのでは？という瞬間でした．以来，この「糖尿病学の進歩」や日本糖尿病学会総会のインスリン療法に関する教育講演（専門医更新のための指定講演）を計 20 回ほど担当させていただき，当初の目標が達成されたのかなと思っています．私を支えてくださった多くの先生方，メディカルスタッフや関係企業の皆様に心から御礼申し上げます．ただし，インスリンを含む注射療法はまだまだ進歩を続けています．キャッチアップしていくことを忘れないようにしたいものです．

　今回，2013 年刊行の初版からの大改訂を何としてもお引き受けしなければと思ったのは，やはりインスリン療法に対する想いからでした．効果的な GLP-1 受容体作動薬や SGLT2 阻害薬が自由に使用できるようになってずいぶん時間が過ぎ，インスリン療法，いや糖尿病の薬物療法全体が大きく変わり，私自身の考え方もずいぶん変わってきました．

　2 型糖尿病のインスリン療法を長年行っていていつも気になっていた懸念事項は，おそらく読者の方々と同様，「食事療法がちゃんとできない患者の血糖値をインスリンや飲み薬で無理やり下げるのは，はたしてよいことなのだろうか？」という疑問でした．内服薬を完全に中止するという以

前の考え方ではなおさらです．食べて打てばそりゃあ体重は増えますよね．そんななか，GLP-1受容体作動薬やSGLT2阻害薬といった血糖コントロールだけでなく食欲あるいは体重に介入することが可能な薬剤が出てきたのは，この懸念事項にある面から答えをくれたように思いました．食事療法が糖尿病治療の基本であり，それが実行できないのであればそれ以降の治療は行いません，というのは医療従事者の怠慢としかいえないと思います．もちろんあらゆる方向から食事療法，そして運動療法の実行をサポートすることは何より大切であると思います．しかし，「食うな，飲むな，動け」といわれると楽しみはなくて苦しみばかり，と思ってしまう患者はかなり多いと思います．そうなってしまうと恐らく治療へのアドヒアランスも徐々に低下し，治療中断にもなりかねません．

　2014年4月に日本で初めてSGLT2阻害薬が発売されました．一日300 kcal弱のブドウ糖を尿に捨ててくれる糖尿病治療薬です．理論的には食事療法はそのまま，運動量も増やさなくても月1 kgぐらいやせることになります．実際，SGLT2阻害薬を開始することにより，なかにはどんどん体重が落ちていく患者が散見されました．高用量のインスリン注射がみるみる減量可能となり，最後には注射は不要という患者も出てきました．すごいことです．GLP-1受容体作動薬も発売当初はなかなか使用されませんでしたが週1回製剤が出てきてにわかに注目され，さらにその後発売されたセマグルチドは高用量の使用でかなりの体重減少と食欲抑制効果が現れ，10 kgの体重減少もめずらしくありません．長年インスリンを使用しても満足なコントロールが得られなかった肥満2型糖尿病患者がこれらの薬剤でインスリン不要になるというのは，本来この人たちがインスリンの適応ではなかったのではないかとさえ思わされる大変化でした．まさに，インスリン療法と他の薬物療法はステージ別に使い分けるのではなくブレンドしたり切り替えたりしながら，さじ加減を加えていくことが必要であることを申し上げたいと思います．そう考えると，わが国ではなかなか使えるものが出てこない薬物療法のフローチャート，当然かな？　と思います．最初からいわれているように，患者の病態に合わせて治療薬を選んでいくというのが結局正解なのだとますます思うようになりました．

弘世　貴久

索 引

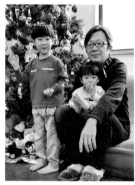

著者紹介

弘世　貴久 （ひろせ　たかひさ）

【経　歴】
昭和 60 年　大阪医科大学卒業
昭和 60 年　大阪大学医学部第三内科研修医
平成 4 年　大阪大学大学院医学研究科内科学修了，
　　　　　　医学博士号取得
平成 4 年　米国国立衛生研究所(NIH)研究員
平成 9 年　大阪大学医学部第三内科助手
平成 9 年　西宮市立中央病院内科医長
平成 16 年　順天堂大学医学部内科学代謝内分泌学
　　　　　　講座 講師
平成 18 年　順天堂大学大学院代謝内分泌内科学
　　　　　　助教授
平成 24 年　東邦大学医学部内科学講座 糖尿病・
　　　　　　代謝・内分泌学分野 教授
　　　　　　現在に至る

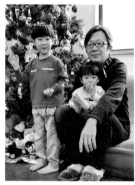

やっと原稿を書き終わりホッとしたクリスマスを孫の貴也(きなり)と貴士(きひと)とゆっくり過ごす筆者

【専門分野】
糖尿病学（薬物療法，インスリン療法，患者教育，睡眠と糖尿病）
内分泌学（核内受容体の基礎的・臨床的研究）

【資　格】
日本糖尿病学会専門医，指導医
日本内分泌学会専門医，指導医
日本内科学会認定医
日本医師会認定産業医

【主な著書・監修】
これなら簡単 今すぐできる外来インスリン導入（メディカルレビュー社），2007 年
続・これなら簡単 今すぐできる外来インスリン導入（メディカルレビュー社），2009 年
病気がみえる vol.3 ―糖尿病・代謝・内分泌（メディックメディア），初版 2004 年～
　　第 5 版 2019 年
まずはこうする！次の一手はこれだ！糖尿病治療薬最新メソッド（日本医事新報
　　社），初版 2013 年～第 4 版 2023 年
必ずうまくいく！入院インスリン治療マスターブック（南江堂），2016 年
GLP-1 受容体作動薬―宝の持ち腐れにしないための本（フジメディカル出版），2019 年
教科書やガイドラインではわからない！糖尿病薬物療法の裏ワザ，豆知識（南江
　　堂），2020 年

もう迷わない！ 外来インスリン療法マスターブック（改訂第 2 版）
―GLP-1 受容体作動薬，配合剤も含めたマネージメント―

2013 年 5 月 30 日　第 1 版第 1 刷発行	著　者　弘世貴久
2018 年 4 月 10 日　第 1 版第 3 刷発行	発行者　小立健太
2024 年 4 月 20 日　改訂第 2 版発行	発行所　株式会社 南 江 堂

〒113-8410 東京都文京区本郷三丁目 42 番 6 号
☎(出版)03-3811-7236 （営業)03-3811-7239
ホームページ https://www.nankodo.co.jp/
印刷・製本 横山印刷
装丁 渡邊真介

Insulin Therapy Master Book for Diabetic Outpatients, 2nd Edition
© Nankodo Co., Ltd., 2024